Ortega

Die Miasmenlehre Hahnemanns

Die Miasmenlehre Hahnemanns

Diagnose, Therapie und Prognose der Chronischen Krankheiten

Von Dr. Proceso Sanchez Ortega

Aus dem Spanischen übersetzt von

Dr. med. Ulrich D. Fischer und
Inge Ruth Marcus

5. Auflage

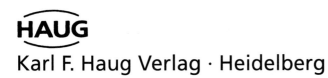

Karl F. Haug Verlag · Heidelberg

Die Deutsche Bibliothek - CIP-Einheitsaufnahme

Ortega, Sanchez:
Die Miasmenlehre Hahnemanns : Diagnose, Therapie und Prognose
der chronischen Krankheiten / von Proceso Sanchez Ortega. Aus dem
Span. übers. von Ulrich D. Fischer und Inge Ruth Marcus. - 5. Aufl. -
Heidelberg : Haug 1998
    Einheitssacht.: Apuntes sopre les miasmos o enfermedades crónicas de
    Hahnemann <dt.>
    Bis 4. Aufl. u.d.T.: Ortega, Sanchez: Anmerkungen zu den Miasmen
    oder chronischen Krankheiten im Sinne Hahnemanns
    ISBN 3-7760-1703-1

1. Auflage 1980 – 4. Auflage 1991

© 1998 Karl F. Haug Verlag, Hüthig GmbH, Heidelberg

ISBN 3-7760-1703-1

Gesamtherstellung: Laub GmbH & Co., 74834 Elztal-Dallau

Im Gedenken an Samuel Hahnemann,
dem größten Genie der Medizin

INHALT

I. TEIL

VORWORT ZUR DEUTSCHEN AUSGABE

Nachdem die „Anmerkungen zu den Miasmen oder chronischen Krankheiten im Sinne HAHNEMANNs" von Dr. Proceso S. ORTEGA in ganz Südamerika und in Spanien bereits zu einem grundlegenden Werk der Homöopathie geworden sind, und die Übersetzungen für Englisch, Französisch und Italienisch seit längerem vorbereitet werden, wurde es höchste Zeit, dieses Buch auch dem deutschsprachigen Raum zugänglich zu machen.

Jeder homöopathische Arzt, der sich um die Vertiefung seines Wissens und seiner Erfahrung in der homöopathischen Heilkunst bemüht, und sich mit der — in ihrer ganzen Tiefe und Tragweite teilweise schwer erfaßbaren — Philosophie HAHNEMANNs beschäftigt, stößt immer wieder auf den zentralen Begriff „Miasma".

HAHNEMANN verstand unter Miasmen die 3 ursprünglichen und einzigen die Menschheit seit Urzeiten plagenden chronischen Krankheiten (Psora, Sykosis und Syphilis). Nach HAHNEMANN leiten sich alle übrigen bekannten und unbekannten Krankheiten von den genannten Miasmen ab. Sie sind der Inbegriff für alles menschliche Ungleichgewicht, die Ursache aller Persönlichkeitsmerkmale und psychischen Deformationen, einschließlich aller Erscheinungsformen und Auswirkungen auf allen Ebenen der menschlichen Kommunikation und Interaktion.

Da HAHNEMANN zu Lebzeiten nicht mehr dazu kam, der Nachwelt zu seinen fundamentalen Ideen über die Ursachen allen Leidens auch eine ebenso umfassende Anleitung für deren praktische Anwendung zu geben, fehlte uns bis heute der Schlüssel für die unmittelbare Umsetzung der Miasmalehre in die tägliche Praxis.

In diese Lücke trifft nun das vorliegende Werk Dr. Proceso S. ORTEGAs als wesentliche Ergänzung für ein tieferes Verständnis des Menschen, der Dynamik seiner Krankheiten und der miasmatischen Hintergründe von Diagnose, Therapie und Prognose. Dies nicht nur im Hinblick auf den Patienten als Individuum, sondern auch im Rahmen der Menschheit als Ganzes, und zwar sowohl aus der Perspektive ihres augenblicklichen Zustandes als auch ihrer historischen Entwicklung im universellen Rahmen von Zeit und Raum.

Die Beschäftigung mit der „Miasmenlehre HAHNEMANNs" sollten daher unabdingbarer Bestandteil bei der Ausbildung der homöopathischen Ärzte in der ganzen Welt werden.

Die Miasmalehre HAHNEMANNs wurde von vielen auch ausländischen Denkern und Philosophen der Homöopathie aufgegriffen und vertieft. Die Übersetzung dieses Werkes kann im Sinne eines weltweiten Austausches dazu beitragen, die Verbindung zwischen der homöopathischen Schule Dr. ORTEGAs in Mexiko, die sich jahrzehntelang vor allem mit der Lehre und Erforschung der Miasmen beschäftigt hat, und dem Ursprungsland der Homöopathie verstärken.

Mexiko, Mai 1980   Die Übersetzer

VORBEMERKUNG

Nach der Fertigstellung dieses Buches über die Miasmen HAH-NEMANNs bzw. dieser Reihe von Aufzeichnungen, die mit großer Mühe geschrieben wurden, erlaube ich mir, diese den Studierenden der Homöopathie anzubieten: und zwar ganz besonders denjenigen, die ihre Erkenntnisse über diese Doktrin in einem noch gründlicheren Studium vertiefen wollen. Es soll ganz besonders meinen Schülern zugute kommen, die mich sehr gedrängt haben, niederzuschreiben, was ich im Laufe vieler Jahre erkannt, erforscht und nachgewiesen habe.

Aber der Schritt von der Überzeugung von einer Sache bis zu deren Umsetzung in eine eindeutige und überzeugende Form ist sehr weit. Das um so mehr, je weniger Befähigung zum Schreiben vorhanden ist. Ich hoffe, man sieht mir das nach.

Was den Inhalt anbelangt, bin ich sicher, daß er für jedes anthropologische Studium äußerst wichtig und notwendig und für all diejenigen unentbehrlich ist, die den Anspruch erheben, echte homöopathische Ärzte zu sein, was einfach dem „Arzt-Sein" gleichkommt.

Ich vertraue darauf, daß diejenigen, die dieses Buch verstehen, es einmal besser auszulegen wissen und die Anwendung der unvergleichlichen Doktrin HAHNEMANNs über die Miasmen zum Wohle der Menschheit mehr und mehr ergänzen und verbreiten.

Dr. Proceso S. ORTEGA

VORWORT

Nur selten findet man in den Geisteswissenschaften und besonders in der Homöopathie echte Denker und wahre Lehrer, die in der Lage sind, einen Markstein zu setzen. — Proceso S. ORTEGA gehört zu ihnen.

Dieses Buch hätte schon vor langer Zeit erscheinen können und müssen; Proceso S. ORTEGA aber konnte sich — ganz abgesehen von seiner Bescheidenheit — erst nach unzähligen Bestätigungen seiner Erkenntnisse durch die Klinik, und erst, als er alle und jede einzelne seiner Thesen „fühlen" konnte, dazu durchringen, sie zu veröffentlichen. Da das Konzept der Miasmen ein integrierter Bestandteil seiner täglichen Arbeit und seines täglichen Lebens ist, entstammt dieses Werk seiner gesicherten Überzeugung — und so gibt er es weiter.

Dieses Werk basiert weder auf irgendwelchen Improvisationen noch auf Behauptungen von bloßer Inspiration. Es ist vielmehr das Produkt einer 30jährigen, genauesten und geduldigen Beobachtung in der täglichen Praxis der orthodoxen Ausübung der Homöopathie.

Wir, die wir das Privileg genießen konnten, ihn aus allernächster Nähe miterleben zu können, haben den Weg mitverfolgt, auf dem er in 20 Jahren der Dozentur oft nur Unverständnis und bescheidene Früchte ernten konnte. Wir können diese Phase vielleicht mit dem Versuch gleichsetzen, einen rauhen Baumstamm zu erklimmen, bis er den geeigneten Ort zur Plazierung seines Kokons gefunden hatte. Dies war die Homeopatía de México A.C., wo sich nach 17 Jahren der Verpuppung endlich die stattlichen Farben und Früchte seiner Arbeit vor dem Licht der kommenden Zeiten entfalten können.

Das werden vor allem jene so empfinden, denen uns in unserer großartigen Homöopathie etwas fehlte — bzw. gefehlt hat —: eine Lücke, die uns das Organon sowie die chronischen Krankheiten HAHNEMANNs als auch die homöopathische Philosophie KENTs hinsichtlich der Miasmen offenließen.

Aus den Werken HAHNEMANNs wird offenbar, daß die Miasmen darin eine zentrale Bedeutung einnehmen. Sie waren die letzte Sorge des genialen Weisen; aber sein Leben reichte nicht mehr aus, diese Erkenntnisse abzurunden.

KENT, sein treuester Interpret und sicherlich Vorgänger von ORTEGA, verlor leider den Überblick über die Zusammenhänge, als er das Thema der Miasmen anging. So verwechselte er z. B. die hahnemannsche Syphilis mit der Syphilis, wie sie von der Klinik der alten Schule beschrieben wird. Wer allerdings HAHNEMANN und KENT nicht gelesen und internalisiert hat, wird aus der Lektüre dieses Buches keinen großen Nutzen ziehen können. Dies um so weniger, wenn er nicht versucht hat — sich wenigstens bemüht hat — die Medizin genau nach den grundlegenden Prinzipien auszuüben, das heißt sein medizinisches Handeln auf hahnemannschem Denken aufzubauen.

Proceso S. ORTEGA hat die Miasmalehre sehr eindeutig interpretiert und den Durchbruch für die Anwendung in der Klinik geschaffen. — Die Zeit, der unbestechlichste Richter, hat das Wort . . .

Dr. David Flores TOLEDO

EINLEITUNG

Häufig fragen wir uns, warum sich in einer Familie ein Kind vom anderen so stark unterscheidet? Warum z. B. unter 7 Geschwistern eines so anders ist, daß es das Gegenteil der anderen zu sein scheint oder, daß es wenigstens in seinem Denken und in seinem Geschmack sowie manchmal auch hinsichtlich seiner Verhaltensweisen und seiner physiognomischen Züge gänzlich abweicht, obwohl es von dem gleichen Vater und der gleichen Mutter abstammt, wobei es seinen Eltern und Geschwistern in keiner Hinsicht ähnelt?

Wir fragen uns weiter, welchen Grund es haben kann, daß ein Künstler bewundert wird und weitestgehend mit dem Geschmack einer Gruppe von Menschen übereinstimmen kann, während ihn andere ablehnen?

Warum erscheint uns all das fremd und verwerflich, was uns persönlich irritiert, was wir nicht verstehen oder was uns „schlecht", destruktiv oder abstoßend vorkommt?

Zweifellos verbergen oder rechtfertigen oder verherrlichen wir sogar einiges, was wir gleichzeitig für schlecht halten, und geben stillschweigend oder unbewußt zu, daß wir selbst es besitzen oder begehren.

Wir fragen uns, warum das „Schlechte" oder „Böse" existiert, und was es eigentlich ist, was wir als „schlecht" oder „böse" bezeichnen?

Selbstverständlich haben wir alle bezüglich der wichtigsten Fragen unserer Existenz selbst sehr verschiedene Aussagen formuliert und auch verschiedenste Definitionen vernommen. Diese wurden entweder rundherum akzeptiert oder teilweise zurückgewiesen, und waren wie alle solche Antworten unpräzise, unsicher und immer voller Einwände.

Wir beobachten im Verlauf des menschlichen Lebens, in das der Arzt mit seinem Wissen, seiner Arbeit und seinen Überlegungen eingreift, eine Reihe von Phänomene, in denen eine Tendenz mit dem Ziel der Erhaltung der Menschheit offenbar wird, mit dem Ziel, die Existenz der Dinge, und in unserem Fall als Ärzte im Besonderen die des Menschen, dauerhaft zu machen.

Auf der anderen Seite scheint eine Reihe von Erscheinungen dieser Bestimmung entgegenzustehen. Die Aufgabe, die sich uns stellt, ist, diese Phänomene, die sich dem Fortbestand der menschlichen Lebensäußerung entgegenstellen, zu finden und zu definieren, und sie — soweit es irgendwie möglich ist — aufzuhalten. Und genau das, was wir als das „Schlechte" oder „Böse" bezeichnen, macht den Inhalt der ärztlichen Tätigkeit aus.

Das Böse außerhalb von uns selbst zu suchen, ist im allgemeinen das primäre Bestreben des Menschen, nach dem er handelt. Es in uns selbst zu finden, war das Ergebnis beharrlichen Erkenntnisstrebens desselben Menschen.

Das Übel im Rahmen des ärztlichen Denkens stellt die Krankheit dar, als Anfang unserer Zerstörung, als die Ursache des Leidens.

HAHNEMANN als visionäres Genie in der Medizin schuf nicht nur eine Methode mit präzisen Vorgehensweisen für die Erforschung und Anwendung der Heilmittel gegen dieses Übel der Menschen, sondern vertiefte sie bis zum Innersten, bis zum Wesentlichsten unseres Seins, indem er die Ursache der Ursachen erfaßte. Er weist die Beschaffenheit des genauestens definierbaren und erkennbaren Keims nach, der diese „Urübel" erzeugt, das in uns liegt und den Ausgangspunkt oder Beginn unserer Zerstörung darstellt. Die Vorstellung von der „causa causorum" läßt sich intuitiv erfassen. Das, was diesen Keim des Leidens und des Todes ausmacht, ist konkret beweisbar und genau erkennbar. Das ist es, was HAHNEMANN „MIASMA" nannte. Wenn wir zu verstehen beginnen, was diese Begriffe Psora, Sykosis und Syphilis in ihrer ganzen Tragweite umfassen, in der Bedeutung, die HAHNEMANN ihnen gab, erhalten wir damit die Antwort auf alle Fragen, die wir im Bereich der Medizin und Biologie formulieren können. Dies erlaubt uns, alles abzuleiten, was sich auf das Verhalten und alle Modalitäten der menschlichen Lebensäußerungen bezieht.

Wir schicken allerdings sogleich voraus, daß es für den, der beginnt, diese Seiten zu lesen, nicht genügen kann, die Vorstellung von Krankheit und noch viel weniger, die von chronischer Krankheit oder vom Miasma als irgendein Element zu verstehen, das sich in dem funktionellen Komplex der menschlichen Einheit festsetzt oder diesem anhängt. Sie ist vielmehr als eine Erscheinungsform dieser Einheit zu verstehen, als ein Zustand des Seins in irgendeiner der vielfachen Variationen, die diese unteilbare Gesamtheit Mensch anzunehmen oder zu produzieren in der Lage ist. Diese ist eine Wesenheit, in der die Kräfte wirken, die in allen Substanzen vorkommen und die verschiedenen Formen schaffen, oder ein „Etwas", das wir durch die Begrenztheit unseres Fassungsvermögens immer nur unbefriedigend als Seele, Geist, Entelechie, einfache Substanz, Leben, Materie oder Energie definieren können.

HAHNEMANN versieht mit seiner unvergleichbaren Doktrin der chronischen Krankheiten den WAHREN HOMÖOPATHEN mit den Elementen, mit denen dieser natürlich innerhalb der Verstandes- und Vernunftgrenzen alles Unbekannte, was sich ihm als ARZT präsentiert, lösen kann, und damit auch mit der Möglichkeit, innerhalb der menschlichen Grenzen für das Konstruktive, für die Existenz, das heißt für das GUTE zu intervenieren.

Der Zustand, die Aktivität unseres Miasmas ist die Antwort auf alle unsere Fragen nach dem Destruktiven, nach dem, was uns verwirrt und mißfällt, und nach dem, was unsere nächste Umgebung an uns auszusetzen hat und was sie an uns stört.

Das Verständnis der Miasmen ist unserer Meinung nach die größte Aufgabe, der sich ein Arzt widmen muß, weil sie einfach die weitestgehende Erfassung der Menschen beinhaltet, und zwar sowohl in allen seinen Eigenschaften, die ihn in die Lage versetzen, zu überdauern und sich ganz zu verwirklichen, als auch in allen seinen Belastungen, seinen Fehlern, die ihn daran hindern.

Die Homöopathie wurde ein Diskussionsthema der Studenten. Ohne die geringste Absicht, irgend jemandem zu nahe zu treten, erlauben wir uns, darauf hinzuweisen, daß nur diejenigen, die die Homöopathie nicht kennen, aber den Anspruch erheben, etwas über sie zu wissen, sie in Frage stellen. Diejenigen, die wirklich mit ihr vertraut sind, respektieren und bewundern sie im Rahmen ihrer Verständnismöglichkeiten. Das Höchste, was der Arzt an Wahrheit erfahren kann, liegt eindeutig — ich erlaube mir, dies zu versichern — im Verständnis der Miasmen HAHNEMANNs.

I. TEIL

1. KAPITEL

Das Hahnemannsche

Zitate verdienter Meister der Medizin und deren Versuche, die Menschheit in große Gruppen mit ähnlichen Merkmalen einzuteilen, die sie aus den Erkenntnissen der konstitutionellen Pathologie ableiteten.

TROUSSEAU, PENDE, VIOLA, KRETSCHMER...

Das Grundkonzept der allgemeinen Pathologie.

Jede krankmachende oder zerstörerische Neigung, die im Menschen erkennbar ist, rührt von einer strukturellen Anomalie her, die dessen charakteristischen Züge prägt. Genau das ist es, was alle großen Denker im Bereich der Medizin entdeckten und wiederentdeckten.

Das Leiden, das den Menschen in verschiedenen Formen trifft, verzagen läßt, beunruhigt und arbeitsunfähig macht, das wir als Krankheit bezeichnen, manifestiert sich in jedem Individuum nach dessen spezifischen Merkmalen. Aber bei beharrlicher und sorgfältiger Beobachtung der Menschheit als Gesamtgefüge, kann man auch bestimmte allgemeine Leidensformen aufzeigen. Diese ganz speziellen Weisen „seine Krankheit auszubilden", zwingen den Arzt dazu, Gruppierungen zu formulieren, die jeweils mit einem konstitutionellen Kern in Beziehung stehen, der sich in diesen Gruppen von Individuen durch ähnliche pathologische Erscheinungen bemerkbar macht.

Die Beschaffenheit der Krankheit ist zwangsläufig Teil der vielfachen Ausdrucksmöglichkeiten des menschlichen Wesens als lebende Einheit von größter Komplexität. Krankheit stellt eine viel deutlichere (wenn auch gestörte) Zustandsform dar, als der Zustand der Gesundheit und des Gleichgewichts. Das Individuum reagiert in der Krankheit, in der es teilweise oder ganz seinen Platz innerhalb des Gesamtgefüges, bzw. weitergefaßt innerhalb des gesamten Universums verloren hat, umfassend mit all seinen ihm zur Verfügung stehenden Mitteln. Dabei sucht es alle nur möglichen Wege, die ihm geeignet erscheinen, den Platz, der ihm in diesem Gesamtkonzept zusteht, wiederzugewinnen, oder sich in der Umwelt, in der es lebt, wieder zu etablieren. Die Suche nach dem konstitutionellen Kern, der das menschliche Leiden prägt, war zu allen Zeiten eine der wesentlichen Aufgaben der großen Meister der Medizin.

Wir orientieren uns dabei zwangsläufig in allererster Linie an HAHNEMANN, der mit seiner genialen Doktrin bezüglich der allen Leiden zugrundeliegenden Pathologie zweifellos die Basis für alle unsere Überlegungen gelegt hat.

Dazwischen werden wir ganz speziell TROUSSEAU, Jacinto VIOLA sowie Nicola PENDE, KRETSCHMER, MARAÑON, CARREL, Mayoral PARDO und T. BRUSCH betrachten, bzw. von den homöopathischen Autoren speziell H. ALLEN, ROBERTS, H. G. PEREZ und Leon VANNIER.

Das Anliegen dieser und anderer Autoren läßt sich so zusammenfassen, daß sie sich der Erkenntnis, der Darlegung und letztlich der Anwendung der Klassifizierung des menschlichen Leidens gewidmet haben. Dabei wurden Gruppierungen gebildet, die nicht in erster Linie offensichtliche Verschiedenartigkeit von Leiden thematisieren, sondern leichter erfaßbare Einheiten, die Ähnlichkeiten in den verschiedenen Formen, ihre Anomalie zu zeigen, zugrundelegen.

Nach dem von PENDE eingeführten Terminus ist das die Biotypologie des Menschen, eine grundlegende wissenschaftliche Vorgehensweise, angefangen mit der Analyse, der die Synthese folgt, um eine Erfassung der individuellen Daten und Informationen in der bestfundiertesten Form zu gewährleisten, und zwar im Rahmen eines vergleichbaren Prozesses, der wiederholbar ist. Diese mit verschiedenen Intentionen formulierte biotypologische Klassifizierung der Krankheit mit eindeutig klinischen und therapeutischen Zielen, hat nach dem engagierten Beitrag des Meisters Raul ROMERO die Grenzen der Medizin überschritten, wenn sie so weitgehend in den Bereich der Biologie eindringt, wie in diesem speziellen Fall, der Arbeit von PENDE. Wir werden sehen, daß die ursprüngliche Klassifizierung von HAHNEMANN all die späteren Klassifizierungen übertrifft und auf alle menschlichen Ausdrucksformen anwendbar ist. In der alten Medizin schon tauchte dieses Konzept der Diathese TROUSSEAUs auf und erlangte eine **überdauernde** Bedeutung. Ich beziehe mich häufig auf dieses Konzept, da mir TROUSSEAUs Definition bewundernswert erscheint und sehr mit dem übereinstimmt, was HAHNEMANNs Miasma aussagt. Ich weiß nicht, wieweit die Betrachtungen TROUSSEAUs hinsichtlich seiner Diathese verbreitet sind. In den modernen Wörterbüchern wird seine Diathese als die individuelle, angeborene und erbliche Prädisposition für bestimmte Gruppen von Krankheiten beschrieben. Ihr Urheber aber beschrieb sie offensichtlich grundlegender und maß ihr mehr Bedeutung bei: „Angeborene oder erworbene, aber wesentliche und unveränderliche chronische Prädisposition mit vielfachen Variationsmöglichkeiten in der Form, aber einzigartig in ihrem Wesen.“

Es ist möglich, daß TROUSSEAU die Ideen HAHNEMANNs kannte und daß es sogar Autoren gibt, die eine klare Verbindung zwischen den beiden Gelehrten herstellen. Sicher ist, daß das geniale Konzept, das TROUSSEAU seiner medizinischen Welt anbot, weder angewandt noch überzeugend weiterentwickelt wurde, und daß der Autor keine ausreichenden Grundlagen für dessen allgemeingültige und definiti-

26

ve Anwendung schuf. Wir glauben, daß der Grund dafür im Mangel an ausreichenden Beweisen lag, die seine spekulative Arbeit hätten bestätigen können. Diejenigen, die aber später versucht haben, diesem Konzept des Pathologiestudiums in einem etablierten Rahmen zu folgen, standen vor einer Unzahl von Diathesen, von welchen noch viele in den Lexika angeführt sind: wie zum Beispiel die aneurysmatische, angioneurotische, arthritische und asthenische, die Diathese der Autoinfektion, die katarrhalische, die der Neigung zur Kontraktur und Hautkrankheiten, die dystrophische, spastische, strumöse oder skrofulöse, exudative bzw. die von CZERNY (der mit zahlreichen Arbeiten diese Vorstellungen von den Anlagen für exudative Leiden und ganglionäre Infarkte vertiefen und erweitern wollte), weiter die gichtische und hämorrhagische, die der Neigung zu Embolie und Thrombose, die lymphogene, neuropathische, oxalische, rheumatische, tuberkulöse und die Harnsäurediathese. Diese Vielfalt des Grundkonzeptes von TROUSSEAU wurde im Zuge von überstürzten Anwendungsversuchen praktisch zunichte gemacht, so daß sich der Nutzen, den man daraus hätte ziehen können, auf ein Minimum reduzierte, bis es innerhalb dieser alten Medizin praktisch verschwunden und vergessen war.

Im Gegensatz dazu finden sich bei KRETSCHMER und PENDE nur 4 Typen, mit denen sie bis zu einem gewissen Punkt eine Synthese der oben genannten Diathesen erreichen, der sie eine Form der Analyse zur Seite stellten, die die Beobachtung und den klinischen Beweis sowie eine kontinuierliche Anwendung beim Studium des Kranken ermöglichten. Sie leiten damit, wie Dr. ROMERO ausführt, Anwendungsmöglichkeiten für alle soziologischen Aspekte des menschlichen Seins ab. Aber wir wollen sehen, worauf die Grundlagen dieser Einteilung beruhen: TROUSSEAU geht den Weg von der Deduktion über die klinischen Aspekte der verschiedenen Kranken zur Induktion. Er war ein bedeutender Praktiker in den Hospitälern von Paris, und legte als Inhaber eines therapeutischen Lehrstuhls, den er in aller Würde bekleidete, vor seinen Schülern die Ergebnisse seiner Forschungen dar. Der psychologische Aspekt seines Konzeptes wurde zur Grundlage für die Versuche anderer (KRETSCHMER). PENDE und MARAÑON gehen von dem aus, was zu ihrer Zeit die fundamentalsten und tiefsten Erkenntnisse über die Pathologie des Menschen ausmachte: das endokrine System. Die Typen, die sich dabei herausschälen und miteinander korrelieren, bilden so Basis- oder Benennungsgruppen aufgrund der Vorherrschaft oder Veränderung eines oder einiger dieser Organe. Selbstverständlich ist dies eine positive und durchaus gültige Vorgehensweise für eine Medizin von materialistischer Dominanz und von Wissenschaftlichkeit, die seit Claudio BERNARD in physiologischen Prozessen verankert ist, die bis zu einem gewissen Punkt beweisbar sind. Aufgrund der Erkenntnisse und Grundlinien dieser Meister wurde das endokrine System ganz zweifellos zu einem großartigen Hilfsmittel für das Verständnis des Kranken und des Menschen überhaupt.

Das Wesentliche dabei ist aber die Übereinstimmung aller Denker innerhalb der Medizin hinsichtlich der Bedeutung und Betonung die sie dem „Fundament" beimessen, das das Leiden prädestiniert, es praktisch erzeugt, oder wenigstens formt. MARAÑON sagt wörtlich: „Die konstitutionelle Wissenschaft wurde wiedergeboren ... sie ist von grundlegender Bedeutung für die neuen Generationen von Ärzten, die an einem wissenschaftlichen Weg orientiert sind, der vor lauter biologischer Substanz erstarrt ist. Die anderen, die ‚Professionalisten', die aus unserer Wissenschaft ein Geschäft ohne biologischen Nutzen machen, benötigen weder diese Art von Wissenschaft noch irgendetwas anderes. Aber ihr Reich wird auf die Dauer nicht das der Medizin sein." MARAÑON faßt die Einschätzungen von BIELD, SCHAFFER, BAUER, Jimenez DIAZ, RICHARD usw. zusammen, ragt aber selbst mit seinem endokrinologischen Ansatz als Konstitutionalist heraus.

Nach den allgemeinen Ausführungen der modernen Autoren, wie Dr. Perez TAMAYO über die Pathologie, durchlief diese verschiedene Epochen, und zwar von der Makroskopie über die Mikroskopie bis zur gegenwärtig aktuellen Biochemie. Die Entwicklung verlief vom humoralen Konzept zum organischen, danach zu dem der Gewebe, zu dem der Zelle und letztlich zu dem des Moleküls. Der Humoralbegriff ist ein Element dieser hypothetischen Phase der Medizin, die ebenfalls die Absicht verfolgte, die tiefsten Wurzeln des Leidens zu erklären. Die organische Phase trifft mit dem Beginn des analytischen Studiums der Organe mit Hilfe der Autopsie und der Beobachtung von Veränderungen, die aufgrund von Krankheiten in den verschiedenen Teilen des menschlichen Organismus entstehen, zusammen. Die „Gewebsepoche" stellt ein vorgerücktes Stadium der Analyse dar, in dem man sich nicht mehr damit begnügte, innerhalb der GRENZEN des Organischen zu bleiben, sondern die Beziehung verschiedener Teile zueinander aufgrund der wesentlichen konstitutionellen Ähnlichkeit ihrer Gewebe entdeckte. Diejenige Phase der Pathologie, die man „Zellphase" nennen kann, entspricht jener anderen Etappe, die glaubte, über ein vollständiges Konzept zu verfügen und den Forschern durch die Ausstattung mit Lupen eine bessere Beobachtung erlaubte. Folgende Erkenntnisse spiegeln das Denken dieser Epoche wieder: Wenn der Mensch aus Organen besteht, die entdeckt und untersucht wurden, und wenn diese Organe den Geweben, die sie bilden, ähnlich sind, dann müssen diese Gewebe aus Zellen gebildet sein. Die mikroskopische Analyse in ihrer Einzigartigkeit erlaubt uns in jeder Zelle ein kommunizierendes Individuum zu erkennen, das mit vielen anderen, die ihm ähnlich sind, in Beziehung steht und ein Konglomerat bildet, das letztendlich den menschlichen Organismus ergibt.

Man legte den Ursprung der Pathologie in die erste Etappe, in der zweiten entdeckte und beschrieb man die Organe und in der dritten erforschte man die Gewebe, die diese Organe bildeten; heute beschäftigt man sich mit den Zellen, die als unzählige Individuen das menschliche Wesen formen.

Man zerlegt heute mit einem noch intensiveren analytischen Eifer die Zelle in ihre verschiedenen Bestandteile, und sucht in ihnen mit demselben Eifer mit Hilfe der Biochemie nach den Krankheitsursachen, um von den immer noch geringen Kenntnissen über den Krankheitsprozeß zu einem vollständigen Wissen über diesen zu gelangen, und damit zu größerem Einfluß über ihn.

Man könnte die Physiologie aufgrund von biochemischen Veränderungen und Prozesse der Nukleinsäuren und der übrigen Zellkomponenten verstehen und erklären. Es ist aber wichtig, darauf hinzuweisen, daß die Zelle ein Individuum in sich ist, in welchem sich alle Veränderungen und Funktionen vollziehen, die auch in der Organeinheit, das heißt im Individuum bzw. auf uns bezogen im menschlichen Wesen vonstattengehen. An dieser Stelle erscheint es mir passend, auf etwas hinzuweisen, was Perez TAMAYO in seinem Text als Leitsatz hinterließ: „Die Ärzte, die sich von der pathologischen Anatomie trennen, hören auf, die Krankheit zu verstehen, und ihre Anstrengungen dieser zu begegnen, sind daher aussichtslos und desorientiert."

Der Meister Mayoral PARDO, den man ebenfalls nicht vergessen sollte, der Begründer des therapeutischen Lehrstuhls sowohl in unserer Universität als auch in der medizinischen Militärschule, den er selbst jahrelang innehatte, sagt uns: „Wenn die Ärzte merken, daß sie infektiöse Leiden trotz korrekter Anwendung ihrer Medikamente nicht beherrschen können, erwacht ihr Interesse für das grundlegende Wissen auf diesem Gebiet. Sie erkennen, daß die Infektion nicht alles ist und greifen auf therapeutische Elemente zurück, die versuchen, die Konstitution zu verändern." „Soweit was die Therapie anbetrifft." Das Untersuchungsgebiet „ist der lebende Organismus als ein komplettes System, in welchem die Anatomie, die Physiologie, die Psyche, das Ererbte und Erworbene, und die Umwelteinflüsse die analytischen Bestandteile des einen unteilbaren Ganzen darstellen". Dieser Meister, der alle Aspekte der Medizin grundlegend untersuchte, stellt fest, daß das Studium der chronischen und konstitutionellen Krankheiten, der Umwelt und der Biotypologie der Patienten einige der Haupttendenzen der modernen Medizin sind.

Die oberflächliche Betrachtung, oder besser gesagt, die bloße Aufzählung einiger Autoren, die sich mit dem konstitutionellen Moment der Medizin befassen, führt uns zwangsläufig zu der obligatorischen Beschäftigung mit HAHNEMANNs Schriften. HAHNEMANN arbeitete 12 Jahre lang für die richtige Anwendung der Heilmethode, die er begründete, und auf der er bis zur Erschöpfung vor seinen Schülern beharrte: Die Behandlung der chronischen Krankheiten oder der Miasmen.

Literatur

ALLENDY, H.: Las sustituciones mórbidas. Actes du Congress L.M.H.I., 1931.
BAUER, J.: Fisiología Patología y Clínica de las secreciones internas. Edit. Morata. Madrid 1929.
BRUSH, T.: Tratado de Patología Médica.
DUBOS, R.: Conferencia magistral. Simposio 3. de Farmacología y Terapéutica. Edit. Reidel. Holanda 1966.
FRANCOIS, F.: Miasmas. Edit., H. de M., 1964.
HAHNEMANN, S.: Doctrina y Tratamiento de las Enfermedades Crónicas. Edit. Prop. de Homeopatía, 1930.
HIPPÓKRATES: Aforismos. Edit. Pubul. Valencia 1921.
MACCO DI GENARO: Atti del 3. Congresso Nazionali de Med. Homp. Roma 1966.
MARAÑON: Obras Completas. Edit. Espasa Calpe. Madrid 1966.
MAYORAL PARDO: Clase inaugural de Terap. Méd. La Homeopatía en el Mundo, Año 4—11, No. 2.
PEREZ, H. G.: Filosofía de la Medicina. Imprenta J. I. Muñoz. México 1920.
PEREZ, H. G.: Patología General. idem., 1914.
PEREZ, Tamayo, R.: Principios de Patología. Prensa Médica. México 1965.
ROMERO, R. Raul: Artículo inédito, 1960.
VANNIER, L.: Doctrina de la Homeopatía Francesa.
ZISSU, R.: Les Diatheses et L' Homeopathie. Bulletin C. H. de France, 1954.

2. KAPITEL

HAHNEMANNs Miasmatheorie

HAHNEMANNs Entwicklung der Miasmatheorie in der Klinik.

Die Unterdrückung als Ursache für eine sich vertiefende Pathologie.

Grundlegende Anmerkungen zur Psoratheorie.

Das hahnemannsche Konzept der Miasmen, die in seinen Grundwerken (dem Organon und der Abhandlung über die chronischen Krankheiten) als Diathese, Dyskrasie oder Prädisposition definiert sind.

Bekanntlich hat der Meister, nachdem er das Gerüst der Doktrin der Homöopathie und die entsprechende Therapietechnik entwickelt hatte, in der Praxis beobachtet, daß doch noch eine Reihe zu klärender Fragenkomplexe verblieben, obwohl er die Prinzipien seiner Methode genau verfolgte und die Resultate auch befriedigender und klar denen der alten Medizin überlegen waren. Diese bezogen sich auf Rückfälle in das alte Leiden oder das Auftreten weiterer Krankheitszustände beim anscheinend geheilten Kranken, die ihn somit in einem sehr relativen Gesundheitszustand beließen, mit der offensichtlichen Tendenz, direkt oder periodisch aufeinanderfolgende Krankheitsattacken zu produzieren, die immer eine gewisse Ähnlichkeit oder Verbindung mit dem vorhergehenden Leiden aufwiesen, das heißt, daß sich in den wirklich Kranken Krankheitsstadien herausbilden und einander folgen, die für den oberflächlichen Beobachter zwar verschieden sein mögen, unter denen aber bei genauester Beobachtung eine gewisse Übereinstimmung und gemeinsame typische Merkmale auftauchen, die sie verbinden. Und so erkannte HAHNEMANN, daß das, was verschiedene Krankheiten darzustellen scheint, durch die Biotypologie desselben Kranken ausgelöst ist und einen gemeinsamen **Hintergrund und Kern** hat, was die Prädisposition dafür bildet, daß der Kranke auf seine, ihm charakteristische Weise **Dysfunktionen** produziert. HAHNEMANN nannte diese Prädisposition, die nun im Konstitutionellen oder in dem Konstanten des organischen Menschen entdeckt war, zusammen mit der Durchgängigkeit ihrer Ausdrucksform, **Miasma oder chronische Krankheiten.** Er erkannte hierin den latenten Keim jeglicher Krankheitsprozesse, mit anderen Worten die zwangsläufige Ursache aller zutage tretenden Ungleichgewichte, die wir als Krankheiten kennen, die aber niemals vollständig von äußerlich veranlassenden Faktoren abgeleitet werden können, sondern die immer mit der veranlagten Empfänglichkeit des Individuums, das heißt mit seiner Prädisposition für diese im Einklang stehen. **Daher deutet die akute Krankheit auf eine Ausdehnung bzw. die konstitutionelle Beschaffenheit hin, die sie bestimmt und als Hauptursache erkennen läßt.**

HAHNEMANN sagt wörtlich: „Bisher erwies überall die treu befolgte homöopathische Heilkunst, wie sie in meinen und meiner Schüler Schriften gelehrt worden war, ihren natürlichen Vorzug vor jedem allöopathischen Verfahren, bei allen die Menschen nicht nur schnell befallenden (akuten) Krankheiten, sondern auch bei den epidemischen Seuchen und sporadischen Fiebern sehr entschieden und auffallend . . .

Aber die Zahl der übrigen langwierigen Krankheiten auf der weiten Welt war ungleich größer, ja ungeheuer groß" (und blieb es bis heute).

Die Behandlung dieser Krankheiten durch die bisherigen allopathischen Ärzte diente bloß zur Erhöhung der Plagen dieser Art Kranken; denn es wurden ihnen in großen Dosen überstarke Drogen, Betäubungsmittel, äußerliche Anwendungen und andere unterdrückende Maßnahmen verabreicht, die bewirkten, daß „statt des bisherigen Leidens ein anderer schlimmerer krankhafter Zustand, namenlose Arzneikrankheiten (ungleich schlimmere, unheilbarere als die anfängliche natürliche) herbeigeführt wurden". „Und so geht es dann unter Abänderung der Formen desselben Übels und unter Zusatz neuer, von den unrechten, schädlichen Arzneien erzeugten Übel, in der Steigerung der Leiden des Kranken fort . . ." „Selbst in diesen übrigen Arten chronischer Krankheiten leisteten ihre Jünger — wenn sie den Kranken nicht schon zu sehr durch allöopathische Kuren (wie doch leider so oft, im Fall etwas Geld an ihm zu verdienen gewesen) verderbt und zugrunde gerichtet fanden — unter Befolgung dessen, was meine bisherigen Schriften und meine ehemaligen mündlichen Vorträge hiervon lehrten, doch bei weitem mehr, als alle bisherigen sogenannten Kurarten." „Und der so Behandelte konnte sich ziemlich für gesund halten und hielt sich selbst nicht selten dafür, wenn er seinen nunmehrigen gebesserten Zustand billig beurteilte und ihn mit dem weit leidensvolleren vor der homöopathischen Hülfe in Vergleichung stellte." „Doch oft schon etwas grobe Diätsünden, eine Verkältung, der Zutritt einer vorzüglich rauhen, naßkalten oder stürmischen Witterung . . . dann eine heftige Anstrengung des Körpers oder Geistes, besonders aber die Gesundheits-Erschütterung durch eine äußere, große Beschädigung, oder ein sehr trauriges, das Gemüt beugendes Ereignis, öfterer Schreck, großer Gram und Kummer etc. . . . brachten oft (wenn die anscheinend geheilte Krankheit eine schon weiter entwickelte Psora zum Grund gehabt hatte, oder) bei einem geschwächten Körper, gar bald wieder das eine oder mehrere der schon besiegt geschienenen Leiden, auch wohl mit einigen ganz neuen Zufällen verschlimmert, hervor, welche, wo nicht bedenklicher, als die vordem homöopathisch beseitigten, doch oft ebenso beschwerlich und nun hartnäckiger waren." **Der Homöopath handelte nun so, als ob es darum ginge, ein neues Leiden zu behandeln (so wie man es vor der Kenntnis der Miasmen tat, bevor HAHNEMANN seine Lehre veröffentlichte, und wie man es auch** heute noch tut, wenn man diese Doktrin nicht kennt oder sie vergessen hat). „In letzterem Fall gab der homöopathische Arzt das nunmehr hier als gegen eine neue Krankheit gerichtete, unter den gekannten am meisten passende Arzneimittel natürlich wieder mit ziemlichem Erfolg, welcher den Kranken abermals in einen besseren Zustand vor der Hand versetzte.

Im ersteren Fall hingegen, wo bloß die schon getilgt geschienenen Beschwerden sich, nach oben erwähnten Veranlassungen, wieder erneuerten, half das zum ersten Male dienlich gewesene Mittel doch weit weniger vollkommen, und bei seiner abermaligen Wiederholung noch weniger ...“ „Dann kamen wohl gar unter der Wirkung des angemessenst geschienenen homöopathischen Arzneimittels selbst bei untadelhafter Lebensweise des Kranken, neue Krankheits-Symptome hinzu, welche mit anderen möglichst passenden Arzneien doch nur dürftig und unvollkommen beseitigt werden konnten — auch wohl gar nicht gebessert wurden, wenn obgedachte widrige Ereignisse von außen die Besserung hinderten.“ „Es pflegte wohl zuweilen eine freudiges Geschick, oder eine durch Glück verbesserte äußere Lage seiner Umstände, eine angenehme Reise, günstige Jahreszeit und trockene gleichförmige Witterung einen merkwürdigen Stillstand in dem chronischen Übel des Kranken hervorzubringen von kürzerer oder längerer Dauer, wo dann der Homöopathiker den Kranken für ziemlich genesen halten konnte, und· der Kranke, wenn er erträgliche, mäßige Übel gutmütig übersah, sich selbst für gesund hielt; aber dieser günstige Stillstand war doch nie von langer Dauer, und die Rückkehr und öftere Rückkehr der Übel ließ am Ende auch die bestgewählten, bis dahin bekannten, homöopathischen Arzneien in der geeignetesten Gabe, je öfter sie wiederholt wurden, desto weniger hülfreich; sie blieben zuletzt kaum schwache Erleichterungsmittel. Gewöhnlich aber blieben nach öfters versuchtem Besiegen des immer etwas abgeändert sich wieder hervortuenden Übels Beschwerden übrig, welche die bisher ausgeprüften, nicht wenigen, homöopathischen Arzneien ungetilgt, ja oft unvermindert lassen mußten — immer andere und andere Beschwerden auch wohl immer beschwerlichere und in der Folgezeit bedenklichere selbst bei tadelloser Lebensweise des Kranken und bei pünktlicher Folgsamkeit desselben... Der Behandlungsbeginn war erfreulich, die Fortsetzung minder günstig, der Ausgang hoffnungslos.“ „Und dennoch war die Lehre selbst auf die unumstößlichsten Pfeiler der Wahrheit gestützt und wird es ewig sein.“ „Woher also jener weniger günstige, jener ungünstige Erfolg von fortgesetzter Behandlung der unvenerischen chronischen Krankheiten selbst durch die Homöopathie?"

„... zumal da doch akute (nicht schon beim Beginn den unvermeidlichen nahen Tod verheißende) Krankheiten bei richtig angebrachtem homöopathischen Arznei-Gebrauch nicht nur erträglich beseitigt, sondern mit Hülfe der nie ruhenden Lebens-Erhaltungskraft in unserem Organism bald und völlig hergestellt zu werden pflegen!" „Warum kann nun diese durch homöopathische Arznei wirksam afficierte, zur Herstellung der Integrität des Organism erschaffene, und unermüdet zur Vollendung der Genesung bei selbst schweren akuten Krankheiten thätige, erfolgreiche Lebenskraft in jenen chronischen Übeln, selbst mit Hülfe der die gegenwärtigen Symptome bestens deckenden homöopathischen Arzneien, keine wahre, dauernde Genesung zustande bringen? Was hält sie davon ab? Dieser so natürlichen Frage Beantwortung mußte mich auf die Natur dieser chronischen Krankheiten hinführen."

„Den Grund also auszufinden, warum alle die von der Homöopathie gekannten Arzneien keine wahre Heilung in gedachten Krankheiten bringen und eine, womöglich richtigere und richtige Einsicht in die wahre Beschaffenheit jener tausende von ungeheilt bleibenden — bei der unumstößlichen Wahrheit des homöopathischen Heilgesetzes, dennoch ungeheilt bleibenden — chronischen Krankheiten gewinnen konnten, diese höchst ernste Aufgabe beschäftigte mich seit den Jahren 1816, 1817 bei Tag und Nacht und siehe! der Geber alles Guten ließ mich allmählig in diesem Zeitraume durch unablässiges Nachdenken, unermüdete Forschungen, treue Beobachtungen und die genauesten Versuche das erhabene Räthsel zum Wohle der Menschheit lösen."

„Doch ließ ich von allen diesen unsäglichen Bemühungen nichts vor der Welt, nichts vor meinen Schülern verlauten, nicht etwa deshalb, weil die häufige mir erwiesenen Undankbarkeiten mich davon abgehalten hätten... sondern weil es unschicklich, ja schädlich ist, von unreifen Dingen zu reden oder zu schreiben." „Erst im Jahre 1827 habe ich zweien meiner, um die homöopathische Kunst am meisten sich verdient gemachten Schülern das Hauptsächlichste davon zu ihrem und ihrer Kranken Wohle mitgeteilt, um nicht die ganze Wissenschaft für die Welt verloren gehen zu lassen, wenn mich etwa vor Vollendung dieses Buches ein höherer Wink in die Ewigkeit abgerufen hätte..." „Die durchgängig sich wiederholende Tatsache, daß die auch für die beste Weise mit den bis dahin ausgeprüften Arzneien homöopathisch behandelten, unvenerischen chronischen Übel nach ihrer wiederholten Beseitigung dennoch, und zwar immer in einer mehr oder weniger abgeänderten Gestalt und mit neuen Symptomen ausgestattet wiederkehrten, ja alle Jahre mit einem Zuwachse an Beschwerden wiederkehrten, gab mir den ersten Aufschluß: daß der homöopathische Arzt bei dieser Art chronischer Übel, ja bei allen (unvenerischen) chronischen Krankheitsfällen es nicht allein mit der eben vor Augen liegenden Krankheits-Erscheinung zu thun habe, sie nicht für eine in sich abgeschlossene Krankheit anzusehen und zu heilen habe... sondern, daß er es immer nur mit einem abgesonderten Theile eines tiefliegenden Ur-Übels zu thun habe, dessen großer Umfang in den von Zeit zu Zeit sich hervorthuenden neuen Zufällen sich zeige, daß er daher sich keine Hoffnung machen dürfe, die einzelnen Krankheitsfälle dieser Art, in der bisherigen Voraussetzung als seyen sie für sich bestehende, in sich abgeschlossene Krankheiten..."

„... daß er folglich möglichst den ganzen Umfang aller der dem unbekannten Ur-Übel eignen Zufälle und Symptome erst kennen müsse, ehe er sich Hoffnung machen könne, eine oder mehrere, das ganze Grundübel mittels ihrer eigenthümlichen Symptome homöopathisch deckende Arzneien auszufinden, durch welche er dann das Siechtum in seinem ganzen Umfange, folglich auch seine einzelnen Glieder, das ist, alle seine in so verschiedenen Krankheitsfällen erscheinenden Krankheits-Fragmente heilkräftig zu besiegen und auszulöschen im Stande wäre."

Daß aber das gesuchte Ur-Übel noch überdies miasmatisch chronischer Natur seyn müsse, zeigte sich mir klärlich in dem Umstande, weil es nie, sobald es bis zu einiger Höhe gediehen und entwickelt war, durch die Kraft einer robusten Constitution aufgehoben, nie durch die gesundeste Diät und Lebensordnung besiegt wird oder von selbst erlischt, sondern mit den Jahren sich immer mehr, durch Übergang in andre, bedenklichere Symptome, verschlimmert bis ans Ende des Lebens wie jede chronische, miasmatische Krankheit, wie zum Beispiel die nicht mit Quecksilber, ihrem Spezifikum, von innen geheilte, in Lustseuche übergegangene, venerische Schanker-Krankheit, welche ebenfalls nie von selbst erlischt, sondern... mit jedem Jahre zunimmt und immer in neuern und schlimmern Symptomen sich entfaltet, ebenfalls bis ans Ende des Lebens."

„Diese Umstände, in Verbindung mit der Thatsache, daß unzählige Beobachtungen der Ärzte, so wie nicht selten meine eignen Erfahrungen gelehrt hatten, wie auf durch böse Kunst unterdrückten oder durch andre

Ereignisse von der Haut verschwundene Krätz-Ausschlag chronische Leiden mit gleichen oder ähnlichen Symptomen, bei sonst gesunden Menschen, augenscheinlich gefolgt waren, konnten mir keinen Zweifel übrig lassen über den innern Feind, mit welchem ich es bei ihrer ärztlichen Behandlung zu thun hatte.

Nach und nach lernte ich hülfreichere Mittel gegen dieses so viele Leiden erzeugende Ur-Übel, das ist, gegen die mit einem allgemeinen Namen zu benennende PSORA (innere Krätzkrankheit mit oder ohne ihren Hautausschlag) finden ..." (Chron. Krankheiten, 2. Nachdruck 1979, Heidelberg, S. 8)

Beim größten Teil der beobachteten Kranken konnte HAHNE-MANN Krätze-Vorfahren nachweisen. Die Psora, sagt der Meister, ist die gemeinsame Quelle sehr vieler chronischer Krankheiten, die sich alle voneinander wesentlich zu unterscheiden scheinen, im Grunde aber von ein und derselben Ursache ausgehen. Weiter sagt er:

„In Europa (auch in den andern Welttheilen, so viel bekannt ist) findet man, allen Nachforschungen zufolge, **nur drei solcher chronischer Miasmen,** deren Krankheiten sich mit Lokal-Symptomen hervorthun und von denen wo nicht alle, doch die meisten chronischen Übel herkommen, nämlich erstens die Syphilis (auch sonst wohl von mir venerische Schankerkrankheit genannt), dann die Sycosis oder die Feigwarzenkrankheit, und endlich die dem Krätze-Ausschlag zum Grunde liegende chronische Krankheit, die Psora ..."

„Die Psora ist es, jene älteste, allgemeinste, verderblichste und dennoch am meisten verkannte, chronisch-miasmatische Krankheit, welche seit vielen Jahrtausenden die Völker verunstaltete und peinigte, seit den letzten Jahrhunderten aber die Mutter aller der tausende unglaublich verschiedener (akuter und) chronischer (unvenerischer) Übel geworden ist, von denen jetzt das cultivirte Menschengeschlecht auf der ganzen bewohnten Erde mehr und mehr heimgesucht wird ..." „Eben so langwierig als die Syphilis oder die Sycosis, und daher, wenn sie nicht gründlich geheilt wird, vor dem letzten Hauche auch des längsten Menschenlebens, ebenfalls nicht erlöschend (indem selbst die robusteste Natur nie durch eigne Kraft sie in sich zu vernichten und auszulöschen vermag) ist die Krätzekrankheit (Psora) noch überdieß die älteste und vielköpfigste unter allen miasmatisch-chronischen Krankheiten."

„In den vielen Jahrtausenden, seit sie das Menschengeschlecht heimgesucht haben mag ... hat sie dergestalt an Umfang ihrer krankhaften Äußerungen zugenommen (ein Umfang, welcher wohl durch die in so undenklichen Jahren gewachsene Ausbildung derselben in so vielen Millionen Organismen einigermaßen erklärt werden konnte, welche sie ergriff und die sie durchgangen ist), daß ihre sekundären Symptome fast nicht zu zählen sind . . ."

„Das Miasma ist nämlich indeß gemeiniglich schon weiter verbreitet, ehe derjenige, von welchem es ausging, für seinen jückenden Ausschlag ein äußeres Vertreibungsmittel (Bleiwasser, Salbe von weißem Quecksilberpräcipitat usw.) begehrt oder erlangt hatte und ohne daß er gesteht, Krätzeausschlag gehabt zu haben, oft sogar ohne es selbst zu wissen, ja oft, ohne daß selbst der Arzt oder Wundarzt es wußte, von welcher Art der von ihm durch Bleiwasser usw. vertriebene Ausschlag gewesen ist . . ." „Also nicht bloß deshalb ist die Menschheit durch die Minderung der äußeren Form der Psora vom Aussatze bis zu Krätzeausschlag übler dran, daß dieser mehr ungesehen und im Verborgenen und daher häufiger anzustecken pflegt, sondern auch vorzüglich deshalb, weil die nun bis zur bloßen Krätze äußerlich gemilderte, aber desto allgemeiner verbreitete Psora, indem sie in ihrem Wesen noch eben so unverändert, wie ursprünglich, und von gleich fürchterlicher Natur blieb, nach der jetzt leichteren Vertreibung ihres Ausschlags, im Inneren desto unbemerkter wächst und so, seit diesen drei letzten Jahrhunderten, die traurige Rolle spielt, nach bewirkter Vernichtung ihres Hauptsymptoms (des äußeren Hautausschlags), jene unzählige Menge sekundärer Krankheitssymptome hervorzubringen, das ist, Legion chronischer Leiden zu erzeugen, deren Quelle die Ärzte nicht ahneten nicht enträthselten und welche deshalb von ihnen ebenso wenig geheilt werden konnten, als die ursprüngliche ganze (von ihrem Haut-Ausschlag noch begleitete) Krätzkrankheit (Psora) durch sie jemals gründlich geheilt worden war, sondern durch die Menge ihrer Fehlmittel sich immerdar verschlimmern mußten, wie die tägliche Erfahrung lehrt. Eine so große Fluth von zahllosen Nervenübeln, schmerzhaften Leiden, Krämpfen, Geschwüren (Krebsen), Afterorganisationen, Untüchtigkeiten, Lähmungen, Abzehrungen und Geistes-, Gemüths- und Körperverkrüppelungen gab es in den älteren Zeiten, wo die Psora noch meist auf ihr äußeres fürchterliches (doch für das innere Übel vikariierend) Hautsymptom den Aussatz, sich beschränkte, lange nicht; bloß in den letzten drei Jahrhunderten ward und wird die Menschheit von ihr überströmt . . ."

„Auf diese Weise entledigt sich die Psora ihrer Hauptsymptome und produziert innere Leiden . . ." „Es ist unglaublich, wie sehr die neuere Arztwelt gewöhnlicher Schule sich an dem Wohle der Menschheit versündigte, indem sie es als Regel festsetzte und gleichsam als einen untrüglichen Satz lehrte: daß jeder Krätzausschlag bloß ein lokales, nur auf der Haut sitzendes Übel sey, woran der übrige Organism durchaus keinen Antheil nehme, daß man ihn daher jederzeit und ohne Bedenken durch Schwefelsalbe, durch die noch schärfere Jassersche Salbe, durch Schwefelräucherungen, durch Blei- oder Zink-Auflösungen am schnellsten aber durch Quecksilberpräcipitate örtlich von der Haut wegschaffen könne und müsse; wäre der Ausschlag nur erst von der Haut weggeschafft, so sey alles gut und der Mensch gesund und alles Übel sey gehoben . . ." „Bald oder später aber kehren dann die getäuschten Unglücklichen mit den unvermeidlich auf eine solche Behandlung folgenden Siechthumen mit Geschwulst-Krankheiten, hartnäckigen Schmerzen an diesem oder jenem Theile, mit hypochondrischen oder hysterischen Beschwerden, mit Gichtübeln, Abzehrungen, Lungeneiterungen, stetem oder krampfhaftem Asthma mit Blindheit, Taubheit, Lähmungen, Knochenfraß, Geschwüren (Krebs), Krämpfen, Blutflüssen, Geistes- und Gemüthskrankheiten usw. zurück."

Der Meister zitiert danach unzählige Anmerkungen von Ärzten seiner Zeit, bei welchen seine Entdeckungen Widerhall fanden. Es handelt sich hierbei um Denker der Medizin, die damals wie auch heute, die überdauernden Resultate zu ergründen und zu beobachten versuchten. Anschließend zählt er Beiträge und verschiedene Artikel von angesehenen Ärzten auf, die mit seinen Beobachtungen übereinstimmen und fährt mit seiner Darlegung fort:

„Wer könnte nun nach Überdenkung auch schon dieser wenigen Beispiele . . . wohl noch so unverständig bleiben, in denselben das große, im Innern verborgene Übel, die Psora, zu verkennen, wovon der Krätzausschlag und ihre andern Formen, Grindkopf, Milchkruste, Flechte usw. . . . nur Ankündigungszeichen der innern ungeheuern Krankheit des ganzen Organisms, nur dieselbe vikariierend beschwichtigende, äußere Lokal-Symptome sind?" „Wer könnte so unverschämt seyn, um mit den neuern allöopathischen Ärzten zu behaupten, daß Krätzausschlag, Grindkopf und Flechten nur so oberflächlich auf der Haut säßen, und daher unbedenklich äußerlich vertrieben werden

könnten und müßten, da der innere Körper keinen Theil daran nehme und dabei gesund bleibe?"

„Wahrlich, unter allen Freveln, die man den neueren Ärzten alter Schule nachweisen kann, ist dies der aller schädlichste, schändlichste und unverzeihlichste!"

HAHNEMANN bezieht sich nach diesen Grunderkenntnissen, die die Theorie der Psora untermauern, auf ätiologische Aspekte der Psora. Er vergleicht sie hinsichtlich ihrer Entstehungsweise mit Leiden, die er als miasmatisch-akute bezeichnet oder die durch eine „Eintrittspforte" entstehen, durch welche der Virus, wie er wörtlich sagt, in den Körper eindringt und diesen überschwemmt. Dieser Vorgang ist durch 3 Etappen charakterisiert:

1. Der Zeitpunkt der Ansteckung.
2. Der Zeitraum, bis der ganze Organismus von der Krankheit durchdrungen ist.
3. Die Krankheitsäußerungen dieser Entwicklung im ganzen Körper.

Das Krätzeexanthem bringt die innere Psora auf dieselbe Art und Weise zum Schweigen wie der Schanker die innere Syphilis: wenn diese äußeren Krankheitszeichen durch unnatürliche Mittel unterdrückt werden, kommen die Veränderungen zustande, die dann das innere Leiden bilden.

Wir verstehen gut, was HAHNEMANN uns sagen will, wenn wir die unzähligen unterdrückten Leiden betrachten, die im Fall der Psora und Syphilis anfangs eitrig und geschwürig und im Fall der Sykosis katarrhalischer und speziell blennorrhagischer Natur waren und jahrhundertelang von einer enanthiopathischen, suppressiven Medizin behandelt wurden.

So ist die latente Form des Miasmas vernachlässigt worden. Sie tritt bei entsprechenden Umweltreizen- oder emotionellen Stimuli, die sie begünstigen können und für die Entwicklung der Miasmen geeignet sind, heftig auf. Die Entsprechung der Manifestierung des Miasmas liegt in einer Homogenität begründet, das heißt einmal in einer Ähnlichkeit der krankmachenden äußeren Noxen der Umwelt, zum anderen in der krankhaften Anlage oder Prädisposition, die das Individuum erbt, und schließlich in dem, was es sich durch inadäquate Lebensweise, das heißt durch Mangel, Exzeß oder Perversion der wesentlichen Lebensfunktionen oder seiner Art, sein Leben zu organisieren, zuzog oder dadurch steigerte. Gemeint ist in erster Linie die Ernährung, Fortpflanzung und alles damit Verbundene, abgesehen von den obligatorischen Funktionen, die es zu erfüllen hat.

Die Konzeption des Miasmas als ein ansteckender Virus entspricht dem materialistischen Denken der alten Medizin. Es ist naheliegend, das Trachten der alten Medizin mit ihrer Mikrobentheorie zu verstehen und zu akzeptieren, eine „sündige" krankmachende Materie aufzuspüren, zu zerstören und zu eliminieren, um dadurch die Gesundheit des Kranken wiederherzustellen. Es ist das einfache Denken, das man sich anfangs in der Medizin zu eigen macht, vor allem während des Studiums: Der Mensch, der vor dem Leid steht und dafür einen Grund sucht, erkennt diesen so gut wie nie im Menschen oder in sich selbst, sondern versucht, ihn auf sehr verschiedene Umstände oder Dinge zu schieben, sei es nun Kälte, dieses oder jenes Nahrungsmittel, eine Mißstimmung durch die oder jene Person verursacht usw. Und wenn wir gar Mikroben finden... aha! Da die Mikroben ja die Feinde der Menschheit sind, sind sie auch der Ursprung allen Übels.

Das Hauptanliegen der Medizin liegt nach diesen Voraussetzungen lediglich im Erkennen der Krankheitserreger, in deren Zuordnung zur entsprechenden Krankheit und in deren Zerstörung... Mehr noch, das was eine eindeutige Lösung schien, erweist sich als ein neues Hirngespinst. Sicher ist, daß die Mikrobentheorie mit ihren starken Grundlagen und unbezweifelbaren Beweisen die Medizin durchdrungen hat und so in ihrer Projektion ungeheuer angewachsen ist. Fest steht auch, daß sich die große Mehrzahl der Homöopathen diesem Trugschluß nicht entziehen konnte. So folgerten leichtfertig auch viele Homöopathielehrer, die Worte von MEISTER HAHNEMANN hinsichtlich der Ansteckung fehlnutzend, daß die Mikroben dem entsprächen, was er akute Miasmen nannte und die Viren dem, was er als chronische Miasmen bezeichnete (M. TYLER).

Man muß die pathologische Realität aber auf andere Weise verstehen:

Der latente Psoriker ist in besonderem Maße gefährdet, sich mit Krätze zu infizieren, genau wie der Sykotiker mit Gonorrhö, und derjenige, der Spuren des dritten Miasmas in sich trägt, mit dem Schanker.

HAHNEMANN definiert das Miasma als Diathese, konstitutionelle Pathologie oder krankmachende Anlage in den folgenden Zitaten desselben Textes:

„Mit einigen oder mehren dieser Beschwerden (auch öfter und oft) behaftet, hält sich der Mensch noch für gesund und auch Andre halten ihn dafür. Er kann auch viele Jahre dabei ein sehr erträgliches Leben führen und ziemlich ungehindert seinen Geschäften obliegen, so lange er jung oder noch in seinen kraftvollen Jahren ist und kein besondres Ungemach von außen erdulden darf, sein hinreichendes Auskommen hat, nicht in Ärgernis oder Kummer lebt, sich nicht über seine Kräfte anstrengt, vorzüglich aber ganz heitrer, gelassener, geduldiger, zufriedner Gemüthsart ist. Da kann die Psora (inneres Krätz-Siechtum), welche sich durch einige oder mehrere Symptome wie unersättlicher Hunger, häufig kalte und feuchte Hände, trockene Haare, Haarausfall, verspätete Regel und Müdigkeit beim Erwachen dem Kenner bemerkbar macht, viele Jahre im Innern fortschlummern, ohne den Menschen in eine anhaltende chronische Krankheit zu versetzen.

Doch selbst bei diesen günstigen äußeren Verhältnissen können, sobald die Person in die Jahre kommt, schon oft geringe Anlässe (eine mäßige Ärgernis, oder Erkältung, ein Diätfehler usw.) einen oft heftigen Anstoß von (obgleich nur kurzer) Krankheit hervorbringen: eine heftige Kolik, Brust-Hals-Entzündung, Rothlauf, Fieber und dergleichen — Krankheits-Anfälle, deren Heftigkeit oft in keinem Verhältnis zu der mäßigen Erregungsursache steht. — Dergleichen pflegt sich am meisten zur Herbst- und Winterzeit, oft aber auch vorzugsweise im Frühling zu ereignen.

Wo jedoch die Person, es sey nun ein Kind oder ein Erwachsener, mit im Innern schlummernder Psora, auch vielen Anschein von Gesundheit hat, aber in das Gegenteil der eben angedeuteten, günstigen Lebens-Verhätnisse geräth, wenn z. B. sein Befinden und sein ganzer Organism durch ein umhergehendes epidemisches Fieber oder eine ansteckende akute Krankheit, Pocken, Masern, Keuchhusten, Scharlachfieber, Purpurfriesel usw. oder durch eine äußere schwere Verletzung, Stoß, Fall, Verwundung, bedeutende Verbrennung, Bein- oder Armbruch, schwere Niederkunft und durch das Krankenlager (gemeiniglich mit Beihülfe unrichtiger und schwächender allöopathischer Behandlung) von allen diesen sehr geschwächt und erschüttert worden ist — wenn Einschränkung auf sitzendes Leben, in düstrer stumpfer Stubenluft, die Lebenskraft schwächen, traurige Todesfälle geliebter Angehörigen das Gemüth durch Gram niederbeugen, oder tägliche Ärgerniss und Kränkung das Leben verbittert — oder Verfall der Nahrung, oder gänzlichen Mangel an dem Nothwendigen und Unentbehrlichen eintritt und Blöße und geringe Kost Muth und Kräfte niederschlagen; da erwacht die bisher schlummernde Psora und zeigt in den weiter unten folgenden, erhöheten und gehäuften Symptomen sich in ihrem Übergange zur Bildung schwere Übel; diese oder jene von den namenlosen (psorischen) chronischen Krankheiten bricht aus und verschlimmert sich (am meisten unter der schwächenden und angreifenden schiefen Behandlung durch allöopathische Ärzte) von Zeit zu Zeit fast ohne Nachlaß, oft bis zur fürchterlichsten Höhe, wenn für den Kranken nicht bald wieder günstigere äußere Verhältnisse eintreten, die dann das Siechthum zu einem gemäßigteren Fortgange, bestimmen... je nach eines jeden Körper-Konstitution, Erziehungsfehlern, Angewöhnungen, Beschäftigung, äußeren Verhältnissen, und so noch durch verschiedene psychische oder physische Eindrücke modifiziert, entfaltet sich mancherlei Krankheitsform..."

In demselben Text der „chronischen Krankheiten" sagt uns der Meister bezüglich seiner Beobachtungen und seiner Einschätzung der Sykosis folgendes: „... **es ist dasjenige Miasm, welches die bei weitem wenigsten chronischen Krankheiten erzeugt und nur von Zeit zu Zeit herrschend ist.**" Er fügt weiter hinzu, daß diese Krankheit der „Auswüchse", die gewöhnlich Tage oder Wochen nach der Ansteckung beim „unreinen" Koitus mit nachfolgendem gonorrhoischen Ausfluß erscheint, meist nur mit äußeren Mitteln behandelt, häufig nur unterdrückt wird und meist auch nur eine Zeit lang. Außerdem sagt er: „... daß nachdem der Sykosis das, für das **innere Leiden** vikarierende Lokal-Symptom geraubt worden war, sie nun auf andre, und schlimmere Weise in sekundären Übeln zum Vorschein kommt..."

Hinsichtlich der Syphilis sagt er auf den ersten Seiten: „... es ist so, daß zum Beispiel ein venerisches, schankröses Leiden, welches niemals mit Mercurius seinem Spezifikum bekämpft wurde und welches sich in Syphilis umformte, niemals durch sich selbst ausgelöscht werden kann, sondern sich selbst in den robustesten Personen von Jahr zu Jahr noch vertieft auch wenn diese ein noch so regelmäßiges Leben führen und erst mit dem Tode erlischt, bis dahin immer wieder neue und noch schlimmere Symptome produzierend."

In der letzten Auflage des **Organons der Heilkunst** stellt der Meister eine Überfülle von Bezügen zu den Miasmen her und er erwähnt sie an verschiedenen Stellen als Diathesen oder konstitutionelle Krankheiten. (Wir glauben, daß es genügt, uns besonders auf die Paragraphen 78, 82, 203 und 208 zu konzentrieren, auch wenn der Meister schon ab Paragraph 5 auf alles hinweist, was die Heilung unterstützt... usw.) „Als Beihülfe der Heilung dienen dem Arzte (1.) die Data der wahrscheinlichsten Veranlassung der acuten Krankheit, sowie (2.) die bedeutungsvollsten Momente aus der ganzen Krankheits-Geschichte des langwierigen Siechtums, um dessen Grundursache, die meist auf einem chronischen Miasm beruht, ausfindig zu machen, wobei die erkennbare Leibesbeschaffenheit des (vorzüglich des langwierig) Kranken, sein gemüthlicher und geistiger Charakter, seine Beschäftigungen, seine Lebensweise und Gewohnheiten, seine bürgerlichen und häuslichen Verhältnisse, sein Alter und seine geschlechtliche Funktion usw. in Rücksicht zu nehmen sind."

Der anschaulichste und genaueste Paragraph des **Organon** hinsichtlich der Miasmen ist der Paragraph 204, der folgendes aussagt: „Wenn wir alle langwierigen Übel, Beschwerden und Krankheiten, welche von einer anhaltenden, ungesunden Lebensart abhängen (Paragraph 77), so wie jene unzähligen Arznei-Siechthume (s. Paragraph 74), welche durch unverständige, anhaltende, angreifende und verderbliche Behandlung oft selbst kleiner Krankheiten, durch Ärzte alter Schule entstanden, wegrechnen, so rührt der größte Teil der übrigen chronischen Leiden, von der Entwicklung genannter drei chronischen Miasmen: der inneren Syphilis, der inneren Sykosis, vorzüglich aber und in ungleich größerem Verhältnisse, von der inneren Psora her. Jedes dieser Miasmen war schon im Besitze des ganzen Organismus, und hatte ihn schon in allen seinen Theilen durchdrungen, ehe dessen primäres, stellvertretendes und den Ausbruch verhütendes Local-Symptom (bei der Psora der Krätz-Ausschlag, bei der Syphilis der Schanker oder die Schooßbeule und bei der Sykosis die Feigwarze) zum Vorschein kam. Werden nun diese Miasmen, ihre genannten, stellvertretenden, und das innere Allgemeinleiden beschwichtigenden Local-Symptome, durch äußere Mittel geraubt, so müssen unausbleiblich die, vom Urheber der Natur jedem bestimmten, eigenthümlichen Krankheiten bald oder spät zur Entwicklung und zum Ausbruche kommen, und so all das namenlose Elend, die unglaubliche Menge chronischer Krankheiten verbreiten, welche das Menschengeschlecht seit Jahrhunderten und Jahrtausenden quälen, deren keine so häufig zur Existenz gekommen wäre, hätten die Ärzte diese drei Miasmen, ohne ihre äußeren Symptome durch topische Mittel anzutasten, bloß durch die innern homöopathischen, für jede derselben gehörigen Arzneien gründlich zu heilen und im Organism auszulöschen sich verständig beeifert (M. S. Anm. 217 zu Paragraph 282)." Er äußert sich in den folgenden Paragraphen ausführlich zu diesem Konzept und beschreibt es besonders im Paragraph 206 als Dyskrasien. In den nachfolgenden Abschnitten nennt er sie wiederum Diathesen: „Die psorische Diathese ist bei weitem die häufigste Grundursache der chronischen Krankheiten ..."

Schließlich ist es das Konzept der Diathese oder der Dyskrasie oder der konstitutionellen Pathologie, das in der genialen Vorstellung HAHNEMANNs von den chronischen Miasmen überdauert: Es handelt sich um einen anomalen Existenzzustand, der, je nach Tiefe der Veränderungen, die ersten klinischen Erscheinungen organischen Ungleichgewichts der Lebenskraft zeigt, die sich dann auf die Totalität des Individuums ausdehnen, es dauerhaft verändern und so zwangsläufig für verschiedene Leiden entsprechend der Merkmale der unterdrückten Manifestationen empfänglich machen.

Wir erwähnten schon, daß man sich, um die Doktrin und das Konzept HAHNEMANNs vollständig verstehen und daraus den größtmöglichen Nutzen ziehen zu können, zu allererst mit den Begriffen: Gesundheit, Krankheit und Heilung als dynamische Elemente auseinandersetzen muß.

Viele Jahre schon, besser gesagt bis vor wenigen Jahren, war die unvergleichliche und in ihrer Wichtigkeit unübertreffliche Miasmalehre in Vergessenheit geraten, unterschätzt oder verdreht worden, weil es nicht gelungen war, eine Technik zu entwickeln, die ihre klinische Nützlichkeit offenbart und sie den erreichten und noch **erreichbaren** Fortschritten der Biologie — ganz besonders da, wo sie der Medizin am engsten verbunden ist — angepaßt hätte.

Zweifellos aber gab und gibt es unzählige Versuche der Interpretation und der Anwendung der Miasmalehre. Alle trugen in irgendeiner Form mal mehr, mal weniger dazu bei, Unbekanntes zu lösen oder Ungenauigkeiten darin zu beseitigen, was uns der Meister über die Miasmen als Erbe hinterlassen hat.

In der medizinischen Vereinigung „HOMEOPATÍA DE MEXICO", gegründet 1960, arbeiten wir ununterbrochen an der Ausweitung, Veröffentlichung und Auseinandersetzung um die Vertiefung und das Studium der Miasmen HAHNEMANNs, die ich seit 1940 durchführe. Die ersten Betrachtungen hierzu sind in meiner Dissertation über das Thema: „Natur und Homöopathie" erschienen. Später veröffentlichte ich verschiedene Arbeiten, die auf nationalen und internationalen Kongressen vorgetragen wurden, sowie Arbeiten, die in Erinnerung an die 1. Versammlung dieser Vereinigung 1964 verlegt worden sind.

Bevor die Früchte dieser Arbeit hier genannt werden, mußte all das präzisiert werden, was für das umfassende Verständnis und das Erfassen der Vielschichtigkeit sowie der unvergleichbaren überdauernden Gültigkeit der Lehre von den chronischen Miasmen unerläßlich ist.

Literatur

HAHNEMANN, S.: Doctrina y tratamiento de las Enfermedades Crónicas. Trad. E. D. Flores, Edit. Propulsora de Homeopatía, México 1935.

HAHNEMANN, S.: Las Enfermedades Crónicas. Trad. Torres Villanueva, Edit. Vda. de Sánchiz. Madrid 1849.

HAHNEMANN, S.: Les Maladies Croniques. Trad. Schmidt et Künzli, Edit. Maisonneuve. Francia 1969.

HAHNEMANN, S.: Organon de la Medicina. Trad. H. G. Pérez, Imp. Muñoz y Serra. México 1910.

HAHNEMANN, S.: Organon del Arte de Curar. Trad. J. Sanllehy, Edit. Bailly Bailliere. Madrid 1844.

HAHNEMANN, S.: Organon de L'Art de Guerir. Trad. P. Schmidt, Edit. Vigot. Francia 1952.

HAHNEMANN, S.: Organon de la Medicina. Trad. R. Romero, Imp. Porvenir, Yuc. México 1929.

HAHNEMANN, S.: Organon de L'Art de Guerir. Trad. Brunnov, Edit. Arnold. Dresden 1824. Reimpr. Lab. Boiron, 1975.

3. KAPITEL

Voraussetzungen für die Anerkennung
der miasmatischen Doktrin

Um die miasmatische Theorie in ihrer ganzen Tiefe und überdauernden Gültigkeit zu verstehen, ist es unerläßlich, die medizinische Philosophie HAHNEMANNs vollständig internalisiert zu haben; ganz besonders die Begriffe: Gesundheit,
Krankheit und Heilung.

Die Bedeutung der Natura Morborum Medicatrix und das
exakte Wissen, worin das wirkliche Simillimum besteht.

Ein Mercur-Patient, der sich als Calcium-carbonicum-Patient
entpuppt.

Folgendes ist unerläßliche Voraussetzung für das Verständnis der miasmatischen Doktrin: **Das wirkliche und vollständige Verständnis der medizinisch-homöopathischen Philosophie HAHNEMANNs.**

A) Die Begriffe Gesundheit, Krankheit und Heilung werden in dieser Philosophie als Prozesse verstanden, die sich auf einer dynamischen Ebene verwirklichen. Die Gesundheit als umfassende Ausgeglichenheit des Menschen; die Krankheit als Ungleichgewicht der Lebenskraft und die Heilung als Rückkehr zur Harmonie mit sich selbst und allem Übrigen.

„Die Gesundheit ist physisches, geistiges und soziales Wohlbefinden und nicht nur das Fehlen von Beschwerden oder Krankheiten" . . . Diese Definition der WHO bestätigt als Zusammenfassung der Vorstellungen der großen Denker der Medizin unserer Zeit eine Übereinstimmung der medizinischen Größen aller Zeiten und damit selbstverständlich auch des Denkens HAHNEMANNs und seiner großen Schüler wie KENT und H. G. PEREZ: Die Gesundheit als ein Lebenszustand, bedeutet Eurhythmie, Harmonie mit allem und sowohl organisches als auch psychisches Gleichgewicht. Diese Idee muß von jedem Studenten der Homöopathie internalisiert und in allen seinen Überlegungen präsent sein.

Krankheit ist demnach ein anderer Lebenszustand. Die wirkliche Krankheit, die den Menschen vollständig umformt, ihn von seiner Gemeinschaft entfremdet und ihr gegenüber feindlich macht, ist ein genauso physiologischer und so umfassender Lebenszustand, wie der normale. Dieser Lebenszustand, der Krankheit genannt wird, ist offensichtlich die spürbare Anstrengung der Natur, die Normalität wiederherzustellen. Diese Anstrengung wiederum produziert die Reihe von Symptomen oder Phänomenen, mit deren Hilfe unsere Natur zur Gesundheit zurückkehren will.

B) Aus medizinischer Sicht muß man die NATURA MORBORUM MEDICATRIX" oder „VIS MEDICATRIX NATURAE" in allen Fällen und für alle Überlegungen vor Augen haben. Die Natur spielt als die die Schöpfung erhaltende Kraft für das menschliche Sein die Rolle des ständig bereiten Korrektors, der alle Berichtigungen mit schicksalhafter Beharrlichkeit bewirkt.

Alles vollzieht sich durch die Heilkraft der Natur. Dies erkannten alle Meister seit HIPPOKRATES. HAHNEMANN bezieht sich in seinen Paragraphen 10 und 13 speziell auf die Vis Medicatrix Naturae und sagt wörtlich: „Der materielle Organism, ohne Lebenskraft gedacht, ist keiner Empfindung, keiner Tätigkeit, keiner Selbsterhaltung fähig; nur das immaterielle, den materiellen Organism im gesunden und kranken Zustande belebende Wesen (das Lebensprincip, die Lebenskraft) verleiht ihm alle Empfindung und bewirkt seine Lebensverrichtungen." „Daher ist Krankheit (die nicht der manuellen Chirurgie anheimfällt), keineswegs wie von den Alloeopathen geschieht, als ein vom lebenden Ganzen, vom Organism und von der ihn belebenden Dynamis gesondertes, innerlich verborgenes, obgleich noch so fein gedachtes Wesen (ein Unding), was bloß in materiellen Köpfen entstehen konnte und der bisherigen Medicin seit Jahrtausenden alle die verderblichen Richtungen gegeben hat die sie zu einer wahren Unheilkunst schufen zu betrachten."

Der Meister PEREZ faßt diese Idee meisterhaft mit den folgenden Worten zusammen: „Krankheit ist nichts anderes als eine Form des Seins, ein Adjektiv des Substantivs Mensch."

Wenn man das Leben, also sowohl die Gesundheit, wie auch besonders die Krankheit als dynamische Wirklichkeit versteht, muß man auch die Heilung auf derselben Ebene ansetzen, nämlich auf der der Anstrengung und des Bestrebens der Vis medicatrix zum Gleichgewicht und zur Ausgeglichenheit, die die Gesundheit ausmachen, zurückzukehren.

C) Wir müssen bis ins letzte zu verstehen versuchen, das heißt bis zu den entferntesten und gültigsten Bestätigungen versuchen zu prüfen, worin das wahre Simillimum besteht, und dürfen uns niemals damit zufrieden geben oder glauben, daß die Homöopathie in der scheinbaren und naiven Übereinstimmung einer ganzen Zahl von Symptomen des Kranken mit den charakteristischen Symptomen eines Medikaments besteht. Den größten Schaden, den die Homöopathie erleidet, verdankt sie einer großen Anzahl von Ärzten, die sie selbst ausüben, und zwar solchen, die von ihr überzeugt sind und sogar leidenschaftlich ihre grundlegende Doktrin teilen, sie dann aber in der Anwendung beim Kranken zu einem Therapiesystem abwerten, das nur auf der Verordnung eines ähnlichen Medikaments beruht. Ein solcher Arzt läßt sich von der nächstliegendsten oder offensichtlichsten Symptomgruppe leiten, kommt so zu dem scheinbar richtigen Medikament und täuscht sich, wobei er sich in dem Glauben wiegt, eine korrekte Homöopathie zu praktizieren.

Die wahre Ähnlichkeit muß auf das ähnlichste Heilmittel hinweisen und muß die **höchste Entsprechung des Heilmittels mit der Krankheit** erfassen oder implizieren. Sie muß das gesamte Potential beinhalten, das man als Therapieelemente verwenden könnte; je nach dem Erscheinungsbild oder dem Lebenszustand, den unser Patient mitbringt und das einzig und allein die Krankheit darstellt.

Die Krankheit ist, wie wir schon in den vorangegangenen Zeilen betonten, *in Wirklichkeit eine Reihe von Phänomen, die die menschliche Natur hervorbringt, UM IHREN NORMALEN LEBENSZUSTAND WIEDERHERZUSTELLEN. Sie erfüllt damit essentiell ihre Mission in schicksalhafter Beharrlichkeit, wie es bei allen Lebewesen nachweisbar ist. Die echte homöopathische Verordnung darf also nicht auf einer Ähnlichkeit oder irgendwelchen Ähnlichkeiten beruhen, sondern ausschließlich auf der äußersten Ähnlichkeit.* Das bedeutet, daß die Entsprechung so vollständig wie überhaupt möglich sein soll, so, als ob wir bei der Überprüfung einer Reihe von Gegenständen, nehmen wir an Stühlen und Büchern verlangen würden, sie analog einzuordnen. Wenn wir oberflächliche oder unkundige Beobachter sind, werden wir die einen oder anderen Stühle nach ihrer Farbe oder Größe sortieren; als Kenner werden wir sie aber nach dem architektonischen Stil, dem sie angehören, zusammenstellen. Genauso ist es mit den Büchern: derjenige, der oberflächlich arbeitet, ordnet die einen Bücher mit den anderen nach der Größe oder der Farbe der Einbände oder Schutzumschläge ein, während der wahre Bibliothekar sie nach dem Fachgebiet, um das es sich darin handelt, einordnet und zusammenstellt. Lassen sie uns ein kleines Beispiel aus der klinischen Arbeit geben: Es stellt sich uns ein Kranker vor, der über Schmerzen im rechten Hypochondrium, über zuviel Magensäure, dünnen und manchmal kugelförmigen Stuhl, über schlechten Mundgeruch, Speichelfluß und übermäßige Schweißabsonderung klagt; der Schmerz erscheint manchmal auch im linken Hypochondrium oder in der Ileozäkalregion, und wird als Schmerz oder Störung mit Verschlimmerung in der Nacht beschrieben, Aufstoßen speziell in der Nacht, häufig erfolgloser Stuhldrang; außerdem ist der Kranke leicht reizbar, ungeduldig und dazu nervös: dies läßt uns ganz offensichtlich an das Arzneimittelbild von Mercurius solubilis denken. Wir können versichern, daß es sein Simillimum ist und es ist quasi sicher, daß wir ihn teilweise oder ganz von seinen Beschwerden befreien, wenn wir ihm dies verabreichen. Dem gewöhnlichen Praktiker genügen diese Daten; er will nicht mehr wissen und braucht auch nicht mehr. Das Medikament ist jetzt ausgewählt und die unter Umständen sofort auftretenden Resultate werden Zeuge seines Erfolges und seines großen homöopathischen Könnens sein, noch viel mehr, wenn er eine 200. Potenz in einmaliger Dosis anwandte. Er wird als „Meister" der Homöopathie gelten. Wenn er außerdem dafür Sorge trug, andere Laborexamen anzuordnen und außerdem eine gründliche Inspektion der Region vorzunehmen, wobei er dann mit Hilfe von Radiografien, Biometrien usw. feststellen konnte, daß es sich um einen hepatischen Mangelzustand mit Entzündung des Magens und der Zäkalregion handelte, wird er das Ergebnis auf einem Kongreß vortragen können und außer seinen Fähigkeiten auch noch die Behauptung unter Beweis stellen können, daß Mercurius ein geeignetes Medikament für Störungen mit einer Tendenz oder einem Tropismus für diese Region ist, und es wert ist, bei der Ausarbeitung der „homöopathischen Therapien" berücksichtigt zu werden. Der Praktiker erlangt, da er sich der Dankbarkeit des Kranken und der Anerkennung seiner Kollegen als würdig erweist, beträchtliche Achtung. Aber. . . die hahnemann'sche Klinik fordert einiges mehr. Wenn wir unseren Kranken intensiver unter die Lupe nehmen, finden wir noch andere kleine Hinweise: wir bemerken, daß wir einen furchtsamen Patienten vor uns haben, der in verschiedenen Situationen ängstlich ist, den das Reisen im Autobus nervös macht, das Reisen im Flugzeug noch viel mehr, und bei dem das gleiche auch aufgrund anderer Anlässe eintritt. Dies erforschen wir nun, indem wir ihn erschöpfend ausfragen: er ist leicht ängstlich, seine Angst geht mit Furcht einher und außer seiner wahrgenommenen und festgestellten Furchtsamkeit entdecken wir, daß er zurückhaltend, leicht verletzbar und empfindlich ist; daß sich alles durch feuchtes Wetter verschlimmert, daß er Schmerzen in den Extremitäten hat, daß er unter diesen Symptomen, über die er klagt, schon verschiedentlich gelitten hat und sie als Folge von bestimmten Ereignissen oder Schrecksituationen an seinem Arbeitsplatz auftreten und wiederkehren. Er scheint sowohl in seinem Familienleben als auch in seinen übrigen Aktivitäten und an seinem Arbeitsplatz sehr nachgiebig zu sein; dennoch ist er im Grunde zum Teil inkonform und dazu geneigt, sich zu widersetzen. Er war von einem rigiden Vater und autoritären Großeltern in einer relativ strengen Umwelt erzogen worden. Letztendlich stellen wir ohne weitere größere biopathografische Untersuchungen fest, daß — bei genauer Befolgung der hahnemann'schen Prinzipien — ein psorischer Zustand dominiert, wenn auch mit einem syphilitischen Anstrich. Dies bedeutet, daß aufgrund der wirklichen Totalität der Symptome Calcium carbonicum als echtes Simillimum angezeigt und erforderlich ist und nicht Mercurius, wie es ursprünglich schien. Das Studium des Repertoriums und der Materia medica bestätigt uns dies.

Calcium carbonicum als konstitutionelles Medikament erfaßt die Totalität des Kranken und wird nicht nur eine sofortige Besserung der Symptome die ihn peinigen, bewirken, sondern wird der geeigneteste Impuls dafür sein, daß dieser Mensch wieder alle seine Reaktionen, und zwar sowohl somatisch als auch seelisch, zur wahren Homöostase und Ausgeglichenheit hin wird ausrichten können. Dies wird nicht nur eine Besserung der Beschwerden, unter denen er leidet, mit sich bringen, sondern wird ihn außerdem wieder an seine Umwelt anpassen und ihn in die Lage versetzen, ihr in bestmöglicher Weise zu dienen; ihr all das zu bieten was ihr von möglichem Nutzen sein könnte und sich wieder am Leben in seiner Umwelt zu erfreuen und Freude zu bereiten. Lassen sie uns festhalten, daß wir Calcium carbonicum verschreiben, um die wahre Totalität der Symptome abzudecken, indem wir alle und jede einzelne pathologische Manifestierung adäquat hierarchisieren. Man braucht nicht zu befürchten, daß sich die wohltuende Wirkung verzögert. Sie stellt sich sogar sehr schnell ein, aber nach den Gesetzmäßigkeiten oder in dem Sinne, in welchem sie sich verwirklichen muß: vom Tiefsten zum Oberflächlichsten, vom Wichtigsten zum weniger Bedeutenden; somit wird sowohl die Gefühlswelt als auch die strukturelle Kondition unseres Patienten berichtigt.

Literatur

HAHNEMANN, S.: Organon de la Medicina. Trad. R. Romero. Imp. Porvenir. Yuc. México 1929.
HIPPOKRATES: Aforismos. Edit. Pubol. Valencia 1921.
    Les Origenes de la Medicine en Grece. P. Stakonas. Atenas 1968.
SANCHEZ VILCHIS, A.: Hipócrates. La Homeopatía en el Mundo, 16 — XII — I — 1967.
PEREZ, H. G.: Patología General, Imp. J. L. Muñoz. México 1914.
KENT, J. T.: Filosofía Homeopatíca. Trad. A. Vinyals. Edit. Bailly-Bailliere. Madrid 1926.
KENT, J. T.: Materia Médica Lectures on. B. Jain Publs., 1971.
KENT, J. T.: Repertory of the Materia Medica, Ehrhardt & Karl. Chicago 1935.

4. KAPITEL

Zusammenfassung der Vorstellungen einiger großer Homöopathen über die Miasmen

Übereinstimmung mit unserem Verständnis von der Bedeutung der Miasmen, und dessen Bestätigung in der vorliegenden Studie.

Das Miasma als konstitutionelle Krankheit.

Viele alte und moderne Autoren befaßten sich mit dem Thema der Miasmalehre; so auch Dr. A. J. GROSSO (Argentinien), der zu miasmatischen Heilmitteln folgende Stellung bezieht:

„Dies ist eine wichtige Angelegenheit, die wir nicht immer zufriedenstellend lösen konnten". . . „Wenn wir über die Miasmen sprechen, sprechen wir von den Ursachen, von der Ätiologie der akuten und chronischen Krankheiten". . . „So sprechen wir zum Beispiel von einem psorisch-psychotischen Asthmasyndrom oder von einer sykotischen oder syphilitischen Geistesstörung. Mit der ätiologischen Beurteilung ergänzen wir die Aussage des Falls." GROSSO sah das Miasma im Zusammenhang mit Veränderungen des Vibrationsrhythmus, wobei er selbstverständlich von einem dynamischen Krankheitsbegriff ausging.

„Der Kranke erleidet eine Veränderung seines Lebensrhythmus. . . was die Bildung dieser oder jener Läsion mit sich bringt. Dies ist ein Epiphänomen."

Auch der Argentinier VIJNOVSKY äußert hinsichtlich der Bedeutung des Konstitutionsbegriffes in der Homöopathie (1955): „Wir müssen den Begriff des Miasmas hervorheben, der — auch wenn er in gewisser Weise das Konzept der Konstitution umfaßt oder dort mit hineinfließt — in Wirklichkeit ein Sammel- und Ordnungsbegriff für eine große Menge von Zeichen und Symptomen ist, und uns eine sehr präzise Vorstellung von krankhaften Neigungen und Empfänglichkeiten gibt. So kann man z. B. über einen Kranken aussagen, daß er — wie es überwiegend der Fall ist — zwei oder drei erkennbare Miasmen zeigt, oder daß ganz offensichtlich eines von diesen beiden vorherrscht. Dennoch bedeutet diese Miasmadiagnose noch keine Individualisierung des Patienten (oder des Medikaments), sondern dient in erster Linie der Orientierung im Sinne des Kennenlernens der krankhaften und tiefen Idiosynkrasie des Individuums."

Auch die Vorstellungen eines weiteren Argentiniers, Horacio L. ROUX, stimmen mit unserer Interpretation und Anwendung der Miasmalehre überein. So sagt er (1955): „Die chronische Krankheit etabliert einen existenziellen Zustand, an den sich der Organismus — auch wenn er normal ist — anpaßt, um zu überleben und einen neuen und erträglichen Metabolismus zu finden. Dadurch sichert er sich die Ausscheidungswege für seine Toxine und — so gut es geht — das Funktionieren der wichtigsten Organe.

Jede erneute Veränderung dieser angepaßten Funktionen bringt zwangsläufig ein neues Ungleichgewicht mit sich, das viel schwieriger und komplizierter zu beheben ist als das vorherige, da weniger Elemente und Lebenskraft zur Verfügung stehen, um sie zu regulieren." Es darf nicht befremden, wenn wir verschiedene argentinische Autoren zitieren, denn es gab in ihren bekannten und aktiven Vereinigungen schon immer große Denker, entschiedene **Unicisten** und ganz besonders viele Hahnemannianer. Dr. C. A. GUTIÉRREZ teilt uns zum Beispiel über die Bedeutung der Symptome folgendes mit: „Die chronische Krankheit ist die vollzogene Veränderung in der Vitaldynamik, die einen speziellen Zustand schafft, den wir als Anfälligkeit bezeichnen und der — wenn er entartet — seine wesentlichste Modalität verliert, das heißt seine ordnende Kraft. . . Wir müssen im kranken Individuum zwei genau definierbare Seiten unterscheiden: Einmal die Krankheit, das heißt die Lebensdynamik, die durch etwas gestört wurde, wodurch eine Anfälligkeit entstand, die HAHNEMANN Miasmen nannte, die ausschließlich Veränderungen produzieren. Auf der anderen Seite steht der Mensch als Person, eingebettet in seine Umwelt, die von einer Reihe von Modalitäten bestimmt ist, und uns erlaubt, den Kranken individuell einzuordnen."

Nicolás M. CICENIA definiert das Miasma als einen konstitutionellen und pathologischen Grundzustand des menschlichen Seins: „Es ist die gesamte psycho-physische Konstitution des Kranken, die verändert ist. Man kann es auch so bezeichnen, daß der Organismus für bestimmte Krankheiten und verschiedene Störungen anfällig ist. Das ist genau die Individualität, die natürlich in jedem Wesen anders ist und die Ausgangslage für eine homöopathische Behandlung darstellt."

Der große argentinische Lehrer Don Tomás PASCHERO meint: „In der Homöopathie bedeutet die Konstitution eine pathogene Dynamik, der das Individuum ererbt hat, und die im Laufe seines Lebens in drei verschiedenen Richtungen modifiziert wird: Zur Entzündung, zur Destruktion oder Proliferation der Gewebe. Diese krankhaften dynamischen Tendenzen nannte HAHNEMANN Miasmen. Der Begriff ist vergleichbar mit denen der Diathese, Dyskrasie, Terrain oder Konstitution. HAHNEMANN bezeichnete sie als Psora, Syphilis und Sykosis. Das hahnemann'sche Konzept der dynamischen Diathese, das auf die Psora, die Syphilis und die Sykosis reduziert ist, ist die einzige Erklärung, die uns die Einheit so verschiedener im Wechsel entstehender Phänomene innerhalb einer gemeinsamen Wesenheit verstehen läßt."

„Die aktuelle Krankheit, die ein Individuum ausbildet, darf nicht als ein von seiner Vorgeschichte getrenntes Kapitel gesehen werden, sondern als ein metastatischer Aspekt, der mit seiner Erkrankungssituation verknüpft ist, der wie größere oder kleinere Wellen über den konstitutionellen Grund herausragt... Es sind dyskratische oder diathetische Zustände, welche das Ausbrechen von Krankheiten oder Syndromen bedingen und oft irrigerweise als voneinander getrennte und unabhängige klinische Einheiten gedeutet werden... Es sind krankhafte Veränderungen des gesamten Organismus, die das Individuum in seiner Struktur als solche angreifen und in der Veränderung des Genotypus gipfeln können... Man kann sie als konstitutionelle Krankheiten begreifen, als die die Gesamtheit der morphologischen, physiologischen und psychischen Eigentümlichkeiten des menschlichen Wesens partikularisierende Elemente..."

Gedanken einiger großer Homöopathen über Miasmen

Stellungnahmen weiterer Autoren zu den Miasmen: GRANIER schätzt die Miasmen in seinem Homöolexikon entsprechend den ersten Darlegungen des Meisters HAHNEMANN einfach als „Ausflüsse" oder „Ausströmungen" bzw. als winzige flüchtige Teilchen ein, die sich zwar dem Instrumentarium zu ihrer Erkennung entziehen, für die der menschliche Organismus aber empfänglich ist. Gleichzeitig läßt er sie mit der Natur unserer Medikamente übereinstimmen, indem er sie als „Miasmoide" bezeichnet. Diesen noch unvollendeten Gedanken von GRANIER folgt Conrado MEDINA, Autor eines Buches über die Homöopathie. Er glaubt, daß HAHNEMANN — was die Miasmen angeht — nur eine philosophische Hypothese schuf. Henry ALLEN, Professor des Hering Collegs in Chicago, einer der ehrenwertesten Lehrer unter den Klassikern der Homöopathie, schreibt am Anfang des ersten Kapitels seines Werkes „Homöopathische Medizin": „Die Entdeckung der chronischen Miasmen durch HAHNEMANN war ein tödlicher Schlag für die irrigen Konzepte der Ätiologie der Krankheiten zu seiner Zeit, und ist es nicht minder in unseren Tagen (1906). Das, obwohl nun schon ein Jahrhundert vergangen und obwohl im Laufe dieses Zeitraums ein Heer von Denkern und Forschern aufgetaucht ist und das Zeitliche bereits wieder gesegnet hat, seit HAHNEMANN feststellte, daß die Psora die

Ursache oder das Grundelement für alle die Erscheinungen ist, die wir als Krankheit verstehen ...'' „Es tauchten viele ätiologische Konzepte auf, die aber aufgrund ihrer geringen Relevanz wieder untergingen oder durch andere verdrängt wurden ...''

Wahrscheinlich ist die Zellpathologie von VIRCHOW eine der größten und solidesten von ihnen..., mit seiner Lehre von der unabhängigen Aktivität der Zelle, in der der Vitalismus verborgen ist, der eine für jede materialistische medizinische Schule unhaltbare Tatsache ist ... Man könnte fragen, warum es für einen echten Homöopathen notwendig ist, diese chronischen Miasmen überhaupt zu kennen? Worin liegt der Unterschied, ob ein Arzt die Psoratheorie akzeptiert oder verwirft, wenn er immer das ähnlichste Heilmittel auswählt? Dazu ALLEN: „Das Letztere ist zwar sehr angebracht: **Immer zu versuchen, das ähnlichste Heilmittel** zu finden... Wahr ist aber auch, daß wir das ähnlichste Heilmittel gar nicht auswählen können, wenn wir das Phänomen der Existenz und Aktivität der Grundmiasmen nicht begreifen, da das wahre Simile nämlich auf der schlichten Tatsache dessen basiert, ob wir uns dieser Realität bewußt sind oder nicht.''

Erinnern wir uns an das Beispiel von dem Kranken, der zunächst ein Mercurius-Patient zu sein schien und sich später als Calcium-carbonicum-Patient herausstellte. Dies geschah eben deshalb, weil der Arzt als wahrer Homöopath die zugrundeliegende psorische Anlage des Patienten wahrgenommen hatte. Er hatte erkannt, daß sich im letzten Symptom-Konglomerat, welches mehr dem dritten Miasma, der Syphilis, ähnlich schien, sowohl im allgemeinen wie im Konstitutionellen als auch Psychischen des Patienten deutlich dessen Vorgeschichte widerspiegelte. Mit dieser exakten Berücksichtigung des Miasmas beendete der Arzt seine Untersuchung, seine Diagnose und therapeutische Verordnung, und wechselte über zu Calcium carbonicum.

Lassen Sie uns wieder zu Meister ALLEN zurückkehren, der fortfährt: „Es handelt sich hier nicht um die gleiche Vorgehensweise wie beim Umgang des Praktikers mit der Materia medica. Auf diesem reduzierten Stand bleiben nämlich alle die Ärzte stehen, die von vornherein nur das ähnliche Medikament suchen und in dem, was ihnen die mitgeteilten und auffallenden Symptome zu erkennen erlauben die scheinbare Totalität sehen, die hierin ja auch Geistes- und Allgemeinsymptome enthalten sind.'' Der hahnemann'sche Homöopath aber muß immer das Übergeordnete in der Biopathographie (wie PASCHERO jede pathologische Vorgeschichte nennt) wahrnehmen und berücksichtigen, und genau so all das, was aus dem therapeutischen Handeln und dessen Folgen ableitbar ist, ... um als höchste Zielsetzung unserer Kunst das akzeptieren zu können, was Higinio G. PEREZ mit den Worten ausdrückt: „Es genügt nicht, sich um das flüchtige Leben des Einzelnen zu kümmern, wichtiger ist es, sich des ganzen Menschengeschlechts anzunehmen."

ALLEN sagt weiter: „Nehmen wir abgesehen hiervon einmal an, wir würden ein ähnliches Heilmittel verschreiben, hätten aber nicht die geringste Ahnung von den Gesetzen von Aktion und Reaktion. Wie könnten wir den Verlauf eines Falles überwachen, ohne eine genaue Kenntnis von den krankmachenden Kräften oder Miasmen mit ihren mysteriösen aber beständigen Einwirkungen, mit ihren Unterbrechungen, zeitlichen Abständen, progressiven und sich wiederholenden Bewegungen und Attacken zu haben, deren Wege uns fremd und unbekannt sind, und deren vielfache Wirkungsweisen wir genauso wenig kennen."

Lassen Sie uns die Zitate von ALLEN (der sich später leider in Spekulationen über eine Pseudopsora, die Skrofeln usw. verlor) mit dem Folgenden beenden: „Der Charakter des Miasmas zeigt uns den Charakter des Leidens oder die Formel der Krankheit."

Dr. Lara de la ROSA, ein anderer mexikanischer Lehrer der Homöopathie, der uns ebenfalls Schriften hinterließ, erkennt wie Federico AVERASTURY die Psora als einen Zustand des Konfliktes zwischen dem „ES" und dem „ICH", der als Ursache der ersten grundlegenden Störungen in der menschlichen Pathologie überhaupt eine neurovegetative Dystonie bewirkt. Er bezieht sich dabei auf Hevert A. ROBERTS, der 1936 in seinen „Prinzipien der homöopathischen Heilkunst" die Hypothese aufstellt, daß die Psora den sogenannten Mangel- oder Entbehrungskrankheiten gleichzusetzen wäre.

Der Meister H. G. PEREZ identifiziert die Miasmen als krankhafte Prädispositionen mit regressiven Tendenzen im organischen Bereich. Er sagt wörtlich: „Christus der Erlöser mit dem Kreuz auf den Schultern ist das Symbol für die zum Opfertod am Kreuz vorbestimmte Menschheit, zum Opfertod an dem Kreuz, das den Körper der Menschen trägt."

Wir erinnern uns der meisterhaften Definition der Diathese von TROUSSEAU, die wir schon anführten. Derselbe führt weiter aus: „Die echte Diathese zeichnet sich durch eine Vielfalt der Manifestationen aus, die alle desselben Ursprungs sind..." „Dieser vielschichtige Aspekt der Leiden aufgrund des gleichen Ursprungs führte dazu, alle

Prädispositionen mit azyklischem Verlauf von Krankheiten in drei Gruppen von verschiedenem Typus zusammenzufassen. Der Ernährungsprozeß dient als Basis für ihre Klassifizierung. Die Ernährung wird nämlich durch Exzeß, Defizienz oder Perversion gestört...“ Anschließend geht Meister PEREZ auf die Skrofeln, die Arthritis und den Herpes ein. Hierbei folgen wir ihm nicht, da hier geringfügige Meinungsverschiedenheiten vorliegen. Insgesamt sind seine Ausführungen aber als Erklärungsversuch für den wirklichen Zusammenhang zwischen ernährungsbedingten Störungen und dem Miasma sehr ergiebig.

Meister PEREZ fährt folgendermaßen fort: „Die Syphilis ist das Leiden, das die erhaltende Kraft der Menschheit angreift. Genauso wie schlecht gebaute Maschinen kaputtgehen, kaum, daß sie etwas produziert haben, so erschöpft sich die erzeugende Kraft des anfälligen Organismus dabei, die Menscheit weiter zu erhalten. Bevor HAHNEMANN selbst die vollständige Neuerung der Medizin begriff, sprach er in seiner großen Abhandlung über die chronischen Krankheiten von venerischen und syphilitischen Krankheiten, wobei er die letzteren als konstitutionelle Erkrankungen verstand.“ „Ein lokalisiertes venerisches Übel ist eine reparable Veränderung, wogegen bei der Syphilis die Infektion den ganzen Körper durchdrungen, ihn auf bestimmte Weise verändert und somit konstitutionellen Charakter angenommen hat.“ „Das konstitutionelle venerische Übel, die Syphilis, ist ein anderer Krankheitszustand mit einer Vielfalt von Erscheinungsformen, aber nur einer Ursache. Es ist eine Dyskrasie, in der der Keim der Syphilis gedeiht.“ „Das Konzept der chronischen, unheilbaren und daher andauernden Krankheit ist wie die Persönlichkeit selbst zu verstehen, die sich mit der Zeit zwar nicht ändert, aber von allen Faktoren abhängt, die ihr Form und Wesen verleihen und die die Idiosynkrasie ausmachen.“

Lassen Sie uns dieses Kapitel mit einem Zitat von Prof. Dr. Miguel de VÁZQUEZ Y GONZÁLEZ beenden, der sagt: „Die Unkenntnis des hahnemann'schen Vermächtnisses hat schon immer zu Irrtümern geführt, zu bedauerlichen Irrtümern!“

Literatur

ALLEN, H.: Medicina Homeopática. Edit. La Aurora. Buenos Aires 1940.
GRANNIER, M.: Homeolexique. Edit. Delahaye. Paris 1874.

HARTMANN: Tratado Práctico de Terap. Homeop. Trad. P. Hernandez y E. Bailly-Bailliere. Madrid 1863.

Homeopatía Rev. de la Ass. Med. H. Argentina Años 1960 — 65.

LARA DE LA ROSA, A.: La Homeopatía en el Mundo. Año I, No. I, 1950.

Medicina C. Doctrina Homeopática Imp. Periodística y Comercial. México 1945.

PEREZ, H. G.: Filosofía de la Medicina. Imp. Muñoz, J. I. México 1920.

PASCHERO, T.: Homeopatía Talleres Gráfcs. Gral. San Martín. Buenos Aires 1973.

VAZQUEZ DE, y. G. M.: La Homeopatía en el Mundo. Año 3 — 1, No. 5.

5. KAPITEL

Allgemeines über die Miasmen. Grundlagen ihrer Erkennung und Einteilung: Der Defekt, der Exzeß und die Perversion

Die Untersuchung der Miasmen ergab den Nachweis, daß sie die ernährungsbedingten und physiopathologischen Veränderungen sind, die die Psora, die Sykosis und Syphilis HAHNEMANNs charakterisieren.

Übereinstimmung dieser Erkenntnisse mit den Aussagen der allgemeinen Pathologie in Materia Medica und Klinik.

Zuordnung von Farben zu den Miasmen.

Anwendung der miasmatischen Doktrin in der Beobachtung jeglichen menschlichen Seins.

Bei allem, was man an der hahnemann'schen Doktrin noch erforschen kann, fehlte für den klinischen Gebrauch eigentlich nur, sie zu ergänzen, um einmal das Verständnis ihrer charakteristischen Merkmalstrukturen zu erleichtern und zum andern die Hierarchisierung der Symptome zu verdeutlichen. Es geht darum, daß diese großartige Doktrin mit ihrem so reichen inhaltlichen Angebot nicht nur „Spekulationsthema" ohne praktische Anwendung bleibt.

Und wer bin ich, könnten Sie mich fragen, der ich versuche, eine solche Ergänzung zu formulieren? Eigentlich hatte ich nur das Glück, die Ideen aller Denker, die ich zitiere, zu vergleichen, zu verbinden und zu untersuchen, ob sie mit den Realitäten der Pathologie, mit den Realitäten der Symptome in den Pathogenesen und mit der Realität der Klinik übereinstimmen. Viele dieser Ideen habe ich allerdings erst nach der Ausarbeitung meiner ätiologischen Thesen kennengelernt. All das benötigte natürlich viele Jahre der Beobachtung und Forschung sowohl was die zahlreichen Auslegungen der Doktrin anbetrifft als auch die verschiedenen Fachtexte und Bücher der Biologie, Pathologie, Histologie sowie der Logik, Philosophie, Soziologie usw. . . . Bei all diesen Bemühungen zeigte sich immer die übergeordnete Gültigkeit der Gedankengänge, die den praktischen Beispielen und der Praxis der Meister der Homöopathie wie KENT, ALLEN, H. G. PEREZ, ALLENDY, NEBEL, VANNIER usw. zugrundeliegt.

Es sind nur 3 Formen der Veränderung der Zellfunktionen vorstellbar: der Defekt, der Exzeß und die Perversion. Dies kann man zwar sehr verschieden formulieren, aber die ernährungsbedingten Veränderungen sind nun einmal darauf zurückzuführen, und das Leben der Zelle unterliegt nun einmal denselben Gesetzen und Kräften, denen auch der Gesamtorganismus in seiner Totalität unterworfen ist. Aus dieser ernährungsbedingten Veränderung der Zelle ergibt sich ihre Dysfunktion, aus der heraus wiederum die Schädigung oder Veränderung der Gesamtstruktur erfolgt. Wir akzeptieren diese einfachen Aussagen als unumstößlich, weil in ihnen sowohl alle Erscheinungsformen aufgrund natürlicher pathologischer Bedingungen des Organismus zu finden sind als auch diejenigen, die man aus den Pathogenesen der Medikamente ableiten kann.

Es geht also in der Materia Medica nicht darum, diese Behauptung zu beweisen. (Diese unsere Vorstellung, die wir schon vor langer Zeit geäußert haben, wurde bis heute von vielen Autoren und Kollegen aufgegriffen und in ihren Beiträgen auf Kongressen und in Artikeln veröffentlicht, wobei sie unserer Idee folgten.)

Wir behandelten dieses Thema zum ersten Mal in der Gedenkschrift, von der ersten Versammlung unserer homöopathischen Vereinigung in Mexiko, und in meiner Dissertation im Jahre 1944. Wie bereits erwähnt, entsprechen folgende Charakteristiken den Miasmen: der Psora, die des **Defektes**, der Sykosis, die des **Exzesses** und der Syphilis, die der **Perversion**. Und lassen Sie mich dies wiederholen: Wenn diese Aussage ein Irrtum oder lediglich eine Hypothese wäre, würde sie sich weder in der Form der Symptome noch in ihrer Übereinstimmung mit der Pathogenese und noch viel weniger in der Anwendung in der Klinik wiederfinden und bestätigen. Aber glücklicherweise erweist sie sich nicht nur als ein vollständiger Nachweis dessen und gleichzeitig als eine Übereinstimmung mit den Vorstellungen des Meisters HAHNEMANN und anderer großer Klassiker und Denker der Homöopathie, sondern ist außerdem so umfassend und so allgemein gültig anwendbar, daß sich die unbeirrbaren Anstrengungen des Meisters, eine miasmatische Doktrin zu begründen, in vollem Maße gerechtfertigt zeigen.

Die Psora beinhaltet zweifellos den konstitutionellen Zustand des Defektes, das heißt des Mangels, der Störung im Sinne des Weniger, des Versagens, der Hemmung und der Folgen dieser Erscheinungen. Die Physiopathologie bestätigt darin die Forschungsergebnisse von ROBERTS: daß nämlich in diesem Fall sowohl der Mensch als Individuum als auch die Zelle als Individuum gehemmt werden, wodurch ihre Funktionsmöglichkeiten reduziert und sie durch schlechte Ernährung geschwächt werden. Dabei wollen wir festhalten, daß man genau so umgekehrt sagen oder die Begriffe vertauschen kann: man schwächt und hemmt sich, wenn man sich schlecht ernährt, bzw. man ernährt sich schlecht, wenn man sich schwächt und hemmt. Die Störung aufgrund des Defektes der Hemmung wird zur Veranlagung für verschiedene Schäden, die im Anschluß daran folgen: der Exzeß beim Versuch, den Defekt zu kompensieren und die Perversion aufgrund der Vermischung dieser Veränderungen. Vollkommen zu Recht hält deshalb der Meister die Psora für das Fundament jeglicher menschlicher Pathologie.

Die Sykosis ist das Miasma oder der konstitutionelle Zustand des Exzesses, der Überschwenglichkeit, der Ausuferung oder der Flucht. Die krankmachenden Ursachen dafür liegen in der Aggression. Z. B. entwikkelt der Psoriker in einer aggressiven Situation Hemmungen, während der Sykotiker Fluchtreaktionen ausbildet.

Das dritte Miasma, das wir Syphilis* nennen, ist der konstitutionelle Zustand, der die Perversion erzeugt, die Zerstörung, Degeneration und Aggressivität mit sich bringt.

Die erste Reaktion auf aggressive Impulse ist somit Hemmung, die zweite Flucht und die dritte Aggression. Diese Reaktionsfolge charakterisiert die Miasmen. Unsere Absicht ist es, mit diesen Bemerkungen die Wahrnehmung und Erkenntnis ihrer Merkmalstrukturen zu erleichtern, und zwar sowohl bei der mikroskopischen Beobachtung der Zellen als auch in der Klinik.

Wenn zum Beispiel die Peristaltik eines Darmabschnittes langsam ist, weniger als normal funktioniert, ist sie psorisch. Ist sie hingegen sehr stark beschleunigt, befindet sie sich in sykotischem Zustand. Ist sie pervertiert, mit Krämpfen, ist sie in syphilitischem Zustand. Eine Verstopfung ist grundlegend psorischer Natur, eine Diarrhö dem Wesen nach sykotisch und ein dysenterischer Spasmus entsprechend syphilitisch; dies bezogen sowohl auf ihre Erscheinungsformen als auch auf die Symptome als solche. Eine Bradykardie ist psorisch, eine **Tachykardie** sykotisch und eine Arrhythmie syphilitisch. Wir wollen aber sogleich darauf aufmerksam machen, **daß das oben Genannte in keiner Weise bedeutet, daß ein isoliertes Symptom zwangsläufig einem bestimmten Miasma entspricht, sondern, daß es sich immer auf das Gesamtgefüge, auf die Totalität, das heißt auf das, was das Individuum wirklich ausmacht, beziehen muß.** Dennoch, um fortzufahren, ist Ängstlichkeit notwendigerweise psorisch, Ausuferung oder Eitelkeit sykotisch, und der Wunsch zu töten, syphilitisch.

Trockenheit der Schleimhäute wird unter Psora einzustufen sein, die vermehrte Sekretion unter Sykosis und die Ulzeration oder Zerstörung unter Syphilis. Selbstverständlich können 2 oder alle 3 miasmatische Konditionen zusammen auftreten, und fast immer ist dies auch mehr oder weniger der Fall. So entsteht eine funktionelle Komplexität und eine Vielschichtigkeit schwerwiegender Schädigungen, die zu klassifizieren und zu therapieren sind.

---

*Spanische Schreibweise: „Sifilis". Um diesen Miasmabegriff von seinem Synonym in der Schulmedizin abzugrenzen, führte Dr. Flores TOLEDO dafür auch im Spanischen die Schreibweise „Syphilis" ein (Anm. d. Übers.).

Die Medikamente bestätigen oder widerlegen all das in ihrer Pathogenese und der Klinik ihrer Anwendung.

Sehr charakteristische homöopsorische Medikamente, wie Calcium carbonicum oder China, enthalten und zeigen in der Liste ihrer pathogenetischen Veränderung, wie auch bei ihrer klinischen Prüfung, Symptome von psorischer Dominanz. Selbstverständlich haben alle Medikamente, wie wir schon erläutert haben und nochmals wiederholen wollen, Symptome aller 3 Miasmen und das um so mehr, je mehr sie konstitutionellen Tiefgang haben. Aber wir können beobachten, daß viele Medikamente Symptome und Veränderungen überwiegend in einer Richtung produzieren, die vorwiegend dem einen oder anderen der von HAHNEMANN definierten konstitutionellen Zustände zuzuordnen sind. Es gibt aber auch Mittel, die Symptome sowohl von einem wie auch von anderen Miasmen haben, so daß sie echte dreimiasmatische Arzneimittel darstellen, auf die wir noch später zu sprechen kommen. Calcium carbonicum als charakteristisches homöopsorisches Medikament hat entsprechend prädominante Symptome der Hemmung, der Störung im Sinne von Weniger, des Versagens und des psorischen Mangels. Außerdem hat es Frieren und Langsamkeit. Dennoch fehlen ihm als großem, konstitutionellen Heilmittel in seiner Pathogenese auch Symptome von syphilitischer Destruktivität nicht. Das syphilitische Element nimmt nämlich in der Pathogenese von Calcium carbonicum nach den Symptomen psorischer Ordnung den nächsten Rang ein. Schließlich existieren darin auch Symptome des Überschusses oder des sykotischen Exzesses.

Farben und Miasmen

Eine weitere der vielen großartigen Übereinstimmungen, die beim Studium der Miasmen und der diesbezüglichen Allgemeinkenntnisse auftreten, ist die der Miasmen mit den Farben. Es gibt 3 Miasmen: Psora, Sykosis und Syphilis, und es gibt ebenfalls 3 Grundfarben: Blau, Gelb und Rot.

Wunderbarerweise korrelieren die Grundfarben unbestreitbar mit der Charakteristik der Miasmen. Blau ist bekanntlich eine kalte Farbe von Enthaltsamkeit und Passivität, währen das Gelb brilliant, aufwendig und fröhlich ist, wogegen das Rot sich als warm und leidenschaftlich, bis zur Zerstörungskraft des Feuers, darstellt. Wir nutzen diese wie es scheint vorgeprägte Entsprechung, um jedem miasmatischen Zustand eine Farbe zuzuordnen. Demnach erhält jeder Kranke oder jeder klinische Fall eine Farbe bzw. zeigt eine Färbung, die aus einem psorisch-blauen Grund mit einem sykotisch-gelben Zusatz und einem syphilitisch-roten Anteil zusammengesetzt und gemischt ist. Folglich hat auch jeder Mensch eine ihm besondere Farbe, je nach seiner individuellen miasmatischen Mischung. Diese Überlegungen können uns zu verschiedenen Praxisbezügen führen, die wir nach und nach entdecken und über die homöopathische Forscher noch viel zu untersuchen haben werden.

Über die statische und dynamische Beobachtung des Menschen, unter besonderer Berücksichtigung der Miasmalehre

Die Homöopathie ist in der Lage, ihre Erkenntnisse nicht nur auf den individuellen Kranken, sondern auch auf das ganze Menschengeschlecht anzuwenden. Jeder unserer Mitmenschen begegnet uns mit seinen persönlichen, charakteristischen Eigenarten, in der Terminologie der Pathologie als Idiosynkrasie bekannt, oder einfach als Persönlichkeit, wenn es nicht gerade um medizinische Zusammenhänge, sondern um die Bereiche Biotypologie und Ethnologie geht. In der Homöopathie muß jedes kranke oder gesunde Individuum aufgrund seiner miasmatischen Merkmale erforscht und definiert werden.

Lassen Sie uns einmal jeden einzelnen, der über die Schwelle unseres Hauses oder unseres Büros tritt und an uns vorübergeht, ganz genau beobachten. Wenn wir darin nicht geübt sind und es versuchen, werden wir schnell merken, daß jeder der uns begegnet so anders ist als alle anderen, daß es sehr schwierig ist, ihn mit den anderen überhaupt in Verbindung zu bringen. Wir werden auch sehr bald feststellen, daß die Individuen in der Mehrheit von den Prototypen oder Modellen entfernt sind, die unser Verstand sich herausidealisiert hat, selbst bei Menschen, die wir als normal einschätzen. Einige tragen Brillen und weisen uns damit auf ihren Astigmatismus, ihre Myopie oder wenigstens ihre Lichtphobie hin, andere erscheinen uns zu mager, wieder andere zu klein oder zu groß von Statur, einige zu dick oder zu dünn, andere kommen uns an bestimmten Körperteilen unproportioniert vor. Weiter mag es den

Anschein haben, daß andere uns an einigen Körperstellen allzu sehr entwickelt erscheinen, anderen scheint es dagegen an Entwicklung zu fehlen. Letztendlich sehen wir, daß fast alle, die uns begegnen, deutlich sichtbare morphologische Anomalien aufweisen. Man kann daraufhin die Hypothese einer „Tiefenpathologie" aufstellen, und zwar von einer eher ererbten als erworbenen Anomalität. Wir können unschwer folgern, daß wir es hier mit Erscheinungsbildern zu tun haben, von denen sich eine Spur durch die Generationen hindurch aufrecht erhält, deren Fortsetzung diese Individuen — wie wir selbst auch — bilden, die mit allen Defekten und Fehlern, sei es in der Ernährung, im Verhalten oder in ihrer Art, sich ihrer Leiden zu entledigen — bzw. gleichsam mit dauerhaften, deformierenden und fatalen Belastungen ausgestattet sind. Genau das ist es, was wir unter Miasma verstehen und was in allen Menschen wirksam ist. Es ist das Negative bzw. all das, was sich der freien Verwirklichung des Menschen als solchem entgegenstellt, wie wir schon früher feststellten. Seiner Verwirklichung als Einheit, von Verstand und Wille, die als materielles Wesen Sensibilität entwickelt, und als ein Wesen, das seinen eigenen Platz zu finden sucht, und schließlich seiner Verwirklichung, die sich in der unendlichen Metamorphose von göttlichen und kosmischen Energien in ihrer Gestalt unaufhörlich erneuert.

Diese Belastung durch Mangel oder Hemmung, durch Exzeß oder Ausuferung, Perversion oder Neigung zur Destruktion spiegelt sich in jedem Menschen wider, je nach Menge und Art der pathologischen Erbanlagen die wir in uns tragen. Natürlich haben wir nicht nur eine bestimmte Art von Anomalien oder Schäden an uns, sondern eine Mischung aus diesen 3 fundamentalen und einzigen Formen biologischer Dysrhythmie. Jedes Individuum zeigt, auch wenn es uns noch so normal vorkommt, deutlich einige dieser Gebrechen oder Schwächen. Auch dadurch dokumentiert es seine Zugehörigkeit zur Menschheit als Gesamtgruppe, innerhalb derer es alle seine Lebensfunktionen erfüllt und innerhalb derer es ein größeres oder geringeres Überdauern erreicht, das heißt, daß unser Leben prädestiniert ist, sich sozusagen in Abhängigkeit von konstitutionellen und biologischen Faktoren auf dem vom Miasma vorgezeichneten Weg zu vollziehen, genau gesagt: durch das Miasma gestaltet.

So weist sich derjenige, den wir in relativer Langsamkeit agieren sehen, der in seinen Handlungen wenig Engagement zeigt und uns mit gewisser Furchtsamkeit und Zurückhaltung begegnet, mit der Visitenkarte der Psora aus. Dagegen führt uns das extrovertierte Mädchen, das uns provozierend entgegenkommt und möglichst noch mit Hilfe eines gelben, engen Kleides auf seine vorteilhafte Linie und seine Erhebungen aufmerksam macht, vor allem sykotische Qualitäten vor. Jemand anderer schließlich, der uns mißtrauisch, aggressiv oder geringschätzig begegnet, mit offensivem Blick, der leicht mißgelaunt oder ausfallend wird, trägt den Stempel der Syphilis.

Natürlich müssen wir uns ständig daran erinnern, daß die Miasmen in jedem Individuum immer gemischt auftreten. Daher sind — auch wenn das Verhalten und der ganze Habitus des Individuums von einer dieser grundlegenden Veränderungen **besonders** geprägt ist — auf jeden Fall stets einige Züge oder Spuren bzw. Erscheinungen der anderen beiden Miasmen vorhanden. Dies auch dann, wenn in jedem Lebensabschnitt des Individuums eine andere der 3 Grundprägungen, sei es Psora, Sykosis oder Syphilis dominiert.

Wenn wir — wie bereits erwähnt — jedem Miasma eine der 3 Grundfarben zuordnen, nämlich blau zur Psora, gelb zur Sykosis und rot zur Syphilis, und wenn wir außerdem davon ausgehen, daß in jedem Individuum das Übergewicht eines Miasmas vorherrscht, z. B. der Psora, so wird in ihm natürlich ein Farbton, in diesem Fall blau, dominieren, wenn auch mit sowohl gelber wie auch roter Beimischung der Sykosis oder Syphilis, die wir alle in unterschiedlicher Intensität an uns haben. Aber da bei jedem Menschen sowohl der Anteil seines Hauptmiasmas als auch die Zusätze der beiden Nebenmiasmen an Menge und Grad unterschiedlich stark sind, gibt es bei den miasmatischen Konstellationen so viele verschiedene Farbtönungen, wie wir sie uns im Farbspektrum überhaupt vorstellen können.

Entsprechend gibt es z. B. unzählige unterschiedlich geprägte Psoriker, je nach dem Anteil des Hauptmiasmas im Verhältnis zu denen von Sykosis und Syphilis. Wenn wir die Gesamtheit der miasmatischen Prägung — in diesem Fall mit psorischer Dominanz mit 2 schwächeren Nebenmiasmen — in Zahlen ausdrücken, z. B. mit der Zahl 100, so können wir feststellen, daß ebenfalls unzählige Mischungsvariationen innerhalb dieser 100 Anteile möglich sind.

Lassen Sie uns als Beispiel einen stark psorischen Menschen nehmen mit ca. 68% Psora, 22% Sykosis und 10% Syphilis. Farblich gesehen würde diese miasmatische Mischung ein charakteristisches bräunliches Grün ergeben. Ein anderes, ebenfalls vorherrschend psorisches

Individuum, dieses Mal mit nur 40% Psora, 35% Syphilis und 25% Sykosis bildet als Farbmischung ein völlig anders, eher knalliges, violettes Braun. Wenn der dominierende Psora-Anteil 85% beträgt, der syphilitische Zusatz 10% und der sykotische 5%, entsteht ein Lila, das natürlich wiederum gänzlich von den Tönungen der bisherigen Beispiele absticht. Nach dieser Vorstellung hat jeder Mensch innerhalb des Farbspektrums seine spezifische Tönung, die der homöopathische Beobachter in miasmatische Symptome oder Äußerungen übersetzen kann, mit Hilfe derer er die krankhaften Manifestationen dieses Individuums — und, wenn man alles in Rechnung nimmt — deren wahrscheinliche Entwicklung erkennen, definieren und ableiten kann.

Die Darstellung unterschiedlicher Personen durch Farbtönungen könnte — wenn ein besseres Verständnis dieser Idee vorausgesetzt werden könnte — umfassende Anwendungsmöglichkeiten eröffnen. Wir glauben, daß die Frage der „Färbung" auch aus dem Bereich unserer engen Verknüpfung mit dem Universum nicht ausgeschlossen werden sollte, zumal uns verschiedenartige, vielfältige und bemerkenswerte Bezüge mit diesem verbinden. Außerdem ist die Färbung auch hinsichtlich der verschiedenen Fähigkeiten aller Lebewesen in ihren Riten und Akten im Zusammenhang des Fortpflanzungsgeschehens sowohl in ihrer sichtbaren Erscheinung als auch in ihrer dynamischen Strukturierung einbezogen. Ich bin fast sicher, daß auch jede unserer medikamentösen Dynamisierungen eine charakteristische Farbtönung hätte, wenn man ihre Ausstrahlung auf einem überempfindlichen Film festhalten könnte.

Zum Gegenstand unserer Betrachtungen zurückkehrend, müssen wir anerkennen, daß jeder Mensch in seiner jeweiligen Gegenwart durch miasmatische Veränderungen charakterisiert ist, mit der seine Individualität in ständigem Kampf liegt. Wenn die Behinderung durch das Miasma so beträchtlich wird, daß es zu Deformationen unserer Verwirklichungstendenzen in dieser oder jener Weise führt, entstehen das Symptom oder die Symptome, die unseren Konflikt zwischen dem Ich, das für seine Realisierung kämpft, und der Beeinträchtigung durch den negativen miasmatischen Einfluß repräsentieren. Deshalb sagt uns HAHNE-MANN, daß der Geist der Vernunft, der in uns wohnt, erst dann seine lebendigen und gesunden Werkzeuge für seine Verwirklichung der Existenz auf einer höheren Ebene ungehindert entfalten kann, wenn die Krankheiten durch die eigene Lebenskraft besiegt werden (Paragraph 9 des Organon).

Für den Arzt, der sich berechtigterweise Homöopath nennen will, erweist sich somit die Kenntnis von den miasmatischen Strukturen und deren Erkennung bei jedem Menschen und speziell beim Kranken als ungeheuer hilfreich und völlig unentbehrlich. Er kann die Vorgeschichte des Kranken auf diese Weise erfassen und ganz besonders dessen pathologische Vorgeschichte nachweisen bzw. dessen aktuellen miasmatischen Zustand ableiten, und zwar mit Hilfe der Klassifizierung aller Manifestationen und Symptome des Patienten nach ihrer Übereinstimmung mit den charakteristischen Merkmalen, die auf die jeweiligen Miasmen hinweisen. So kann man erspüren, in welcher Weise die eigentliche Verwirklichung des jeweiligen Individuums behindert oder deformiert wird, um so die wahrscheinliche Entwicklung möglichst genau vorauszusehen, das heißt eine Prognose stellen zu können, aber nicht etwa aufgrund von Hypothesen nach der organisch orientierten Pathologie, die die Besonderheiten verallgemeinert, sondern aufgrund der spezifischen Realität, die uns die Person vor Augen führt, und die unter Berücksichtigung der vielfältigen Aspekte, die das menschliche Wesen ausmachen, erforscht werden kann. Dazu wertet man die Vorgeschichte des Patienten, seine gegenwärtige Verfassung, die Hintergründe seines augenblicklichen Lebensmomentes, die Projektion seiner Erwartungen und seine Reaktionsmöglichkeiten auf seine negative miasmatische Kondition aus.

6. KAPITEL

Die Psora

Das grundlegende Wissen über die Psora.

Ihr bestes Anschauungsbeispiel in der Pathogenese von Calcium carbonicum.

Die Psora stellt das Miasma par excellence dar, da der Meister HAHNEMANN ihre Anwesenheit als Voraussetzung für die Erlangung jeglicher anderer Krankheiten als absolut unabdingbar voraussetzt. Folgende Gleichung ist daher zwangsläufig richtig:

Wenn die Krankheit das Ungleichgewicht der Lebenskraft darstellt, ein Ungleichgewicht, das aus dem Denken entsteht und das ganze Wesen durchdringt, so ist es notwendig und zwangsläufig, daß dieses anomale Denken von einem bereits gestörten und unausgeglichenen Verstand und Willen ausgeht. Wir sprechen natürlich von der Krankheit, deren miasmatischer Ursprung feststeht. Auf den Ursprung der ersten Krankheit überhaupt gehen wir später ein; an dieser Stelle wollen wir nur bemerken, daß der Mensch in einer Freiheit lebt, die ihm die Übertretung derselben erlaubt, und daß die Übertretung ihn zum Ungleichgewicht führt, was den Anfang aller Krankheit bedeutet.

Aber, wenn dieses Ungleichgewicht überdauernd wird, wenn es aufgrund der auftretenden Folgen das ganze Individuum durchdringt und somit DAUERHAFT wird, dann erkennen wir die Eigenarten des **Miasmas**. Wir definieren deshalb das Miasma als konstitutionellen oder diathetischen Krankheitszustand — als Diathesis magna —, die die Existenzform jedes auf seine besondere Weise erkrankten Individuums bestimmt. Die Psora ist das Ungleichgewicht, das den Defekt ausmacht, den Mangel, die Hemmung, das Versagen und die Rhythmusänderung aller Organe und aller ihrer Zellen im Sinne eines „**Weniger**", und damit der Erzeugung von Mangelzuständen und allem übrigen Ungenügenden. Was den Geist anbetrifft, kann die Hemmung zwar weder das Individuelle vermindern, noch den Willen schwächen, noch den Verstand beeinträchtigen, aber sie kann all das hemmen bzw. festhalten, verankern, behindern, aus der Erinnerung an die eigene Seinsform verdrängen und von der Vorstellung und Erkenntnis entfremden. Das Auffassungsvermögen des Psorikers stellt sich so dar, daß z. B. alles aufgeschrieben und wiederholt werden muß, und zwar aus der Furcht heraus, es zu verlieren oder zu vergessen. Dies zeichnet die kognitiven Vorgehensweisen des Psorikers aus. Der Verstand ist nicht deformiert, sondern gehemmt wie alle anderen Funktionen beim Psoriker, was ins Somatische übersetzt, physiologische Schwäche und vor allem „fehlende Möglichkeiten" bedeutet.

Der Psoriker zeigt sich uns ängstlich oder zurückhaltend, schlaff oder gleichgültig. Wir entdecken bei ihm durchaus auch Reizbarkeit und vorübergehende Erregbarkeit, die ihn schnell oder auch nachwirkend erschöpfen, und die er selbst immer schon im voraus fühlt oder ahnt; er ist leicht erkältlich, sensibel und zart aufgrund seiner schwachen Abwehrkräfte; er ist langsam von Natur aus, sei es, daß es sich darum handelt, etwas zu Ende zu bringen oder zu entscheiden oder zu handeln oder etwas zu erreichen. Die ihm fehlende Schnelligkeit ersetzt er durch Nachdenken. Er ist voller Ängste, womit er Schutz, Beachtung und Zuneigung hervorruft; jeder Psoriker klagt über schlechte Verdauung, Mangel an Wärme, über zuviel Hautfett, über mangelnde Erektion, schlechtes Gedächtnis, fehlende Ruhe. Wir stellen bei ihm von Geburt an ernährungsbedingte Störungen fest und können das an seiner schwachen Entwicklung oder besser gesagt an einer übermäßigen Anhäufung von Fett nachweisen. Weiter finden wir Weinerlichkeit, eine Erkältungsneigung, Schwierigkeiten, sich richtig zu ernähren, ein defektes Skelett, verzögerte Ossifikation und Zahnung sowie Gehstörungen. Er neigt frühzeitig zu Karies, hat eine empfindliche Haut, Eruptionen und Juckreiz; er leidet an Appetitlosigkeit, mangelhafter Assimilation und Verdauungsschwierigkeiten, an Lienterien, Diarrhöen und einigen Nahrungsmittelunverträglichkeiten. Wir bemerken außerdem einen Mangel an Mineralien, Atonie und eine Funktionsschwäche der Zellen und Organe. Das Psora-Kind hat mehr als alle anderen Angst von zu Hause oder seiner Mutter wegzugehen, es sucht immer Schutz und Hilfe eines Älteren. Auch im intellektuellen Bereich sucht er Unterstützung von anderen für seine Vorstellungen, aber nicht wie der Sykotiker nur etwa scheinbar, sondern ganz sicher aus einem echten Bedürfnis heraus und der Suche nach Anerkennung. Das Kind versteckt sich in der Öffentlichkeit, tritt zurückhaltend auf und muß aufgrund seiner Furchtsamkeit, Scham und Scheu oft getragen werden. Zaghaft aufkommenden Stolz unterdrückt er mit Gewissensbissen und glaubt, daß es sein Schicksal sei, klein und unbedeutend zu sein.

Er verzehrt sich in negativer Selbsteinschätzung. Er wird z. B. als Kaufmann immer einen Partner suchen, der sich ihm überordnet. Seine Stärken kommen so besser zum tragen, aber nicht so sein Auftreten, was unüberlegt und äußerst unentschlossen ist. Dementsprechend geht auch sein Sterben mit einer Disposition zur Lysis vonstatten, in der entweder seine Angst seine geistigen Vorstellungen unterdrückt oder beide gänzlich ineinanderfließen. Vorausgehend oder gleichzeitig erfolgt eine Lähmung seiner sowieso schon schwachen Zellfunktionen.

Die meisten Symptome von Calcium carbonicum, sowohl die Geistes- wie auch die Körpersymptome, sind, wie wir schon erwähnten, von psorisch-bläulicher Prädominanz. Es besteht ANGST in den verschiedensten Formen: beim Erwachen genauso wie am Nachmittag oder in der Nacht, Angst mit Herzklopfen oder mit Zittern, sowohl wenn er etwas unternehmen möchte als auch wenn er nichts tut. Er hat Angst verrückt zu werden oder hat eine der psorischsten Anlagen die es überhaupt gibt: er fürchtet, daß die Leute seine Ängstlichkeit bemerken könnten. Er hat Angst vor seiner eigenen Ängstlichkeit, Angst, er könnte ein Unglück erleben, Angst, als ob ihn eine schlechte Nachricht erwarte, Angst nach Übelkeit, Angst während des Schlafes, Angst wegen Kleinigkeiten, Angst mit Furcht vor dem Tod, Angst mit Beklemmungen, Angst mit Krämpfen im Rektum, mit dumpfen und drückenden Schmerzen im Rücken. Ein anderes Charakteristikum von CALCIUM CARBONICUM, dem wichtigsten Homöopsorikum, ist das fehlende Selbstvertrauen, womit er ein sehr tiefes Minderwertigkeitsgefühl zum Ausdruck bringt. Natürlich zählen hierzu seine Hemmungen und der Wunsch nach Begleitung, mit der Verschlimmerung beim Alleinsein und der Tendenz zur Melancholie. Er wird sehr leicht traurig, vor allem in der Einsamkeit, mit dem Gefühl, daß ihm etwas schreckliches passieren könnte; er leidet unter einer Tendenz zur geistigen Verwirrung und Verständnis- und Ausdrucksschwierigkeiten. Er zeigt außerdem Neigung zur Ruhe und Passivität, und zur Furcht beim Hören von Berichten über Grausamkeiten.

Das Sich-Erschrecken ist ein weiteres Symptom, das einwandfrei die vorherrschend psorische Basis dieses Heilmittels widerspiegelt, genauso wie seine Furcht vor dem Tode, seine Furcht vor Erschöpfung oder Furcht, den Verstand zu verlieren, vor Unheil oder Schicksalsschlägen. Dies alles sind Symptome, die der Patient durch beständige Versuche seine psorische Urangst zu verarbeiten ausbildet. Er neigt, wie uns die Pathogenesen zeigen, zu Nachdenklichkeit und Hartnäckigkeit, ist aber immer voller Hemmungen, bis zur Feigheit, was uns seine Veranlagung zu versagen und sich minderwertig zu fühlen, deutlich macht. Es ist immer eine charakteristische Reizbarkeit vorhanden. Nur wenn man seine syphilitische Anlage allzusehr reizt, kann sich diese bis zur Wut und Raserei steigern.

Wie wir wissen ist der Kranke auffallend zurückhaltend und neigt leicht zur Enttäuschung, was ihn sehr schweigsam macht; er verharrt eigensinnig in deprimierenden Gedanken und glaubt das Opfer seiner Umwelt zu sein. Aber immer stechen seine Langsamkeit und sein Sanftmut hervor, und obwohl — wie wir vorher schon sagten — auch seine Pathogenese eine Mischung aus sykotischen und syphilitischen Symptomen ist, deprimieren und beeinflussen ihn ganz besonders seine psorischen Gefühle und Erregungen. Er wird leicht müde und fühlt sich schnell erschöpft; jede Anstrengung erschöpft ihn und reizt oder belebt seine Symptome wieder. Keine Pause reicht ihm zur Erholung aus, weshalb er morgens nur sehr schwer wieder in seine Alltagsaktivitäten findet. Es liegt nahe, daß er Kälte gegenüber sehr empfindlich ist und dauernd dazu neigt, sich zu erkälten. Seine Erschöpfung drückt sich für ihn auch in dem Gefühl aus, seine Organe fielen oder rutschten durch Anstrengung herunter. Aufgrund all dieser unangenehmen Empfindungen verzagt er. Er regt sich sehr leicht auf, schon bei der kleinsten Verletzung seines Fingers; aus den unterschiedlichsten Gründen muß er sich hinlegen und ausruhen usw. . . . Aufgrund der Beschaffenheit des überwiegenden Teils der Symptomatologie dieses großen Heilmittels, läßt sich seine psorische Natur bzw. seine violette aber doch wohl mehr bläuliche Färbung nicht verneinen.

Die Psora bleibt das grundlegende Miasma. Wenn Krankheit das Ergebnis von Verstößen gegen die Natur und ihre Gesetze ist, welche uns zwar viel Freiheit einräumen, uns aber auf jeden Fall auch begrenzen, so ist das Miasma das Ergebnis wiederholter Verstöße, deren Auswirkungen natürlich bis in die Tiefe unseres Wesens dringen, und zwar Tiefe sowohl in organischem wie auch psychischem Sinne, und sowohl Geist wie Körper angreifen. Die Freiheit, in der der Mensch innerhalb des Universums lebt, erlaubt ihm die Überschreitung derselben; die Überschreitung wiederum führt ihn zu Ungleichgewicht, und wiederholtes Ungleichgewicht bildet den Anfang jeder Krankheit. Wenn dieses Ungleichgewicht nun aufgrund seiner Folgen den ganzen Menschen durchdringt und dauerhaft wird, entsteht das Miasma. Das Ungleichgewicht verändert etwas für die Existenz Unentbehrliches: den Rhythmus, und zwar sowohl im Innern wie auch in den vielfältigen Beziehungen zu allem, was uns umgibt. Die Psora ist die Veränderung des Rhythmus im Sinne von weniger; das Individuum neigt dazu nicht zu existieren, nichts zu tun, nichts zu produzieren, zu Stillstand und Unbeweglichkeit.

Alle Miasmen führen unweigerlich als Folge der Rhythmusstörungen zur Nichtexistenz, das heißt zum Tode. In der Psora geschieht dies durch die Unbeweglichkeit und den Stillstand. Daher läßt das psorische

Individuum wie alle seine Organe und Zellen einen Zustand von Mangel und Unzulänglichkeit erkennen. Genau gesagt ist der Verstand des Psorikers nicht deformiert, sondern behindert und gehemmt, weshalb Furchtsamkeit, Zurückhaltung und augenscheinliche Schwäche überwiegen. Aufgrund dessen weckt der Psoriker leicht in anderen die Beschützerrolle, Zuwendung, Zuneigung oder Mitgefühl ihm gegenüber. ARISTOTELES hat dies als eines der beiden Fundamente in den zwischenmenschlichen Beziehungen bezeichnet: nämlich Ablehnung oder Mitgefühl. Der Psoriker fordert und erhält das Mitleid, was er so sehr benötigt, als ob es speziell für ihn geschaffen wäre. Auch in seinen Leidenschaften herrschen Selbstbeobachtung und platonische Liebe vor. Die intensive Angst, die ihn bis in sein Innerstes beherrscht, zwingt ihn dazu, ein gründlicher und nachdenklicher Beobachter zu sein. Wenn sein „ICH", sein Wesen oder seine unzerstörbare Individualität in der Lage sind, seinen miasmatischen Zustand, seine Schwäche zu überwinden, entwickelt er sich überraschend weit und findet im Glück der Anderen sein eigenes Glück; natürlich im Rahmen seiner Idiosynkrasie und seiner persönlichen Fähigkeiten. Der Tod des Psorikers erfolgt überwiegend aus seiner Neigung zur Lyse heraus. Dennoch ist er trotz seiner Angst von der Hoffnung auf ein ewiges Leben getragen. Er strebt unaufhörlich nach absolutem Schutz und legt seine ganze Hoffnung in Gott oder wenigstens in das Vertrauen auf etwas Unermeßliches, das für diesen steht.

7. KAPITEL

Sykosis

Die Sykosis als zweites hahnemann'sches Miasma.

Erweiternde Bemerkungen zu den Charakteristiken der hahnemann'schen-miasmatischen Sykosis.

Allgemeine Erscheinungsformen und Symptome der Sykosis.

Das Miasma, welches wir als das zweite einordnen, ist die Sykosis, wie sie vom Meister HAHNEMANN aufgrund ihrer charakteristischen Neubildungen, z. B. Zahnwucherungen, gestielten Wucherungen oder Warzen definiert wurde.

Zweifellos ist die Sykosis der pathologische Zustand des Exzesses, der Flucht, der Hyperplasie, der Ausuferung, der Tumore und der Beschleunigung. Außerdem ist sie, nach dem Meister, der konstitutionelle Zustand, der sich aufgrund von willkürlichen und unnatürlichen Unterdrückungen von Ausflüssen, katarrhalischer und eliminativer Leiden und anomaler, durch Exzesse hervorgerufener Sekretionen bildet. Diese Ausflüsse werden dadurch unterdrückt, daß die natürlichen Ausscheidungsmöglichkeiten, und damit das Zurückfinden in den jeweils eigenen Rhythmus von Regelung und Homöostase, übergangen werden. Hier sind die gonorrhoischen Ausflüsse zu erwähnen, die man sich durch Vergnügungssucht bei der Befriedigung der natürlichen Bedürfnisse zuzieht. Es sind die Folgen von übermäßigem Genuß von Speise und Getränk, von sexuellem Exzeß sowie der fortgesetzten Unterdrückung der Bemühungen der Natur, sich wieder in die für das Überleben unerläßliche Ordnung einzufügen. Man unterdrückt die Ausscheidungen dessen, was das Produkt der Exzesse ist: Gewebsteile, die in den Gelenken oder in der Haut eingeschlossen bleiben und so Grundlage für Neubildungen oder Hyperplasien bilden. Dieses Miasma ist das Produkt des Egoismus und des Ehrgeizes sowie von Vergnügungssucht, ohne Rücksicht auf die anderen, mit einem Egoismus, der alles andere vergessen läßt und nur noch sich selbst lebt. Es ist ein Egoismus, der absichtlich andere betrügt, indem er sie übergeht, der alles ausnutzt was uns umgibt, ohne mit diesem in Beziehung zu treten. Geist und Gemüt des Sykotikers sind demzufolge zwangsläufig von Erschrecken und offener Angst geprägt, von Symptomen, die in keiner Weise mit der Furchtsamkeit oder Ängstlichkeit des Psorikers zu vergleichen sind. Der Sykotiker will fliehen; sein Trieb läßt ihn sich verstecken; er ist mißtrauisch und reizbar, schreit und tobt, wenn er sich ärgert; er ist immer voreilig und handelt überstürzt. In seiner Denkweise wie in seinen Bewegungen und in seinem Verstand überschlagen sich die Ideen und stürzen in einer solchen Menge und Vielfalt über ihn herein, daß er Halluzinationen entwickelt und zu fantasieren beginnt. Er ist unbeständig, oberflächlich, launenhaft, empfindlich gegenüber allen atmosphärischen Veränderungen, neigt zu Ergüssen, alles mit Verschlimmerung am Abend. Seine Schmerzen sind wie seine Geistessymptome: wechselnd, wandernd, stechend und unerträglich. Er steht immer unter einem Bewegungsdrang und hat den Wunsch seine Stellung zu verändern und sich einen anderen Platz zu suchen. Er ist in jeder Hinsicht instabil.

Dr. Gonzalez CORONA sagte in seinen genetischen Betrachtungen über dieses Miasma: „Wenn die biologische Reaktion sich im Sinne von zellulärer, enzymatischer oder von Eiweißneubildung orientiert, etabliert sich die Diathese einer sykostischen Prädisposition" ... „Wenn Gene, die durch sykotisierende, physiochemische Faktoren wie zum Beispiel Strahlungen oder Medikamente mit einer so tiefen Wirkung wie das Talidomid verändert werden, verhalten sie sich entsprechend dem Mendelschen Gesetz von Dominanz und Rezessivität." „In den Eltern können Gameten mit veränderten, geschädigten und daher anomalen Chromosomen und Genen vorkommen." „Wenn sich dies in beiden Elternteilen zeigt, handelt es sich um einen Homozygoten; wenn es nur in einem vorkommt, um Heterozygoten." Er sagt weiter: „das sykotisch anomale Gen dominiert, wenn die krankhafte Reaktion im Genotypus aller Generationen des untersuchten Stammbaums erscheint. Rezessivität liegt vor, wenn während einer Generation keine klinischen Erscheinungen auftreten. Als Beispiel dafür führt er die Recklinghausener Krankheit an, die sich durch Tumore, braune Flecken und Zysten auszeichnet, und deren Vererbungs- und rezessiver Charakter bekannt ist, was natürlich nicht heißt, daß nicht auch sporadisch dominante Fälle auftreten können. Die Sykosis hat wie jede Störung ihren Ursprung in der Vererbung und in der Umwelt, da der Kausalfaktor der veränderten Gene wie auch die Umweltfaktoren Einfluß auf ihre Entstehung haben. Es bestätigte sich, daß der Genotypos (das Genoma oder die ganze Genfülle) bei aktiver Umweltbeeinflussung (paratypisch) das klinische Erscheinungsbild des Phänotypus annimmt. Die Sykosis genetischer Ursache ist außerdem Folge intrauteriner Umwelteinflüsse (während der Schwangerschaft), und ist als epigenetische Aktion bekannt.

Ein Beispiel hierfür ist der Embryo, der sykotisierenden Strahlungen oder den Erregern von Röteln oder Toxoplasmose ausgesetzt ist. „Eine während der Schwangerschaft erworbene Infektion kann intrauterinen oder epigenetischen Faktoren unterworfen sein, und ist im letztgenannten Fall nicht vererbbar, selbst wenn sie angeboren ist." „Die Eugenik sucht die Verbesserung der Art herbeizuführen, indem sie die natürliche Auslese der weisen Natur unterstützt und so die besseren Artmerkmale begünstigt oder eine Verbindung mit Elementen, die schwere Stigmen und Belastungen aufweisen, vermeiden möchte. Damit umgeht sie auch therapeutische und iatrogene Schäden ..." „und beeinflußt durch die Behandlung der Sykosis und den Versuch, diese im Laufe von Generationen immer mehr abzuschwächen, direkt den Organismus". „Die Klinik beweist, daß die Fälle, in denen eine wachsende Dermatose auftritt und sich der Allgemein- und Geisteszustand gleichzeitig bessert, mit dem hering'schen Prinzip übereinstimmen, und daß ihre Evolution unbedingt respektiert und gesichert werden muß." „Dieselbe klinische Praxis beweist, daß die lokale Behandlung oder chirurgische Entfernung dieser Dermatose den Allgemeinzustand des Kranken verschlechtert."

Aus all dem können wir folgern, daß die Sykosis auch ein konstitutioneller anomaler Zustand ist, der aus der willkürlichen und unnatürlichen Unterdrückung akuter bzw. durch Ausfluß oder Sekretüberproduktion bedingter Leiden resultiert. Die Verhinderung dieser Leiden, und das Widersetzen gegen die Natur mit ihrer entlastenden und heilenden Funktion, trägt das Ungleichgewicht bis in die Tiefe, macht es dauerhaft und führt zur Entstehung der Sykosis als konstitutionelle Pathologie, die sich zwangsläufig durch ihre Tendenz zur Produktion von Hyperplasien und Hypertrophien auszeichnet. Sie stellt die Prädisposition zu Exzeß, Neubildung und jeder Ausbildung von Anomalien dar. Aus dialektischer Sicht liegt ihr Ursprung in dem Streben des sykotischen Menschen nach leichtfertigem Vergnügen, ohne an die anderen zu denken bzw. an deren Anteil am Vergnügen bzw. ohne sie überhaupt zu respektieren. Auf der anderen Seite benutzt er seine Mitmenschen als Subjekte für den gleichen Zweck oder als Teil seines Vergnügens. Natürlich pervertiert auch sein Körper in diesem Trachten nach unstillbarer Geltungssucht.

Der Sykotiker legt sich typischerweise ein dickes Fettpolster zu. Auch verschafft ihm seine Perversion nicht nur übermäßige Reserven, sondern hindert ihn auch daran, diejenigen loszuwerden, die ihm schaden. Auf diese Weise entwickelt er eine Diathese des Zurückhaltens und Anhäufens von Ausscheidungsstoffen, wie z. B. die Harnsäure- und Steindiathese, die alle zu dieser einen großen Diathese gehören, der Sykosis.

Was seinen Geist und sein Gemüt angeht, ist der Sykotiker der Wagemutige, der „klassische Gewinner", dessen Scharfsinn ihm alle Vorteile verschafft. Er ist überstürzt, will immer etwas und verfolgt es auch, sich selbst eingeschlossen. Wenn er scheitert, so aufgrund seiner Hektik, die ihn zu furchtvoller Flucht veranlaßt und alle seine Funktionen mit der gleichen Intensität angreift. Er ist eingebildet, gebieterisch, eitel, penetrant und überaktiv. Auf der anderen Seite hat er das Bedürfnis, sich dauernd zu bewegen bzw. sich zu verausgaben. Sein Gemütsleben ist immer seinem Narzißmus unterworfen. Zwar kann er lieben, aber andere viel weniger als sich selbst bzw. die Gegenstände und Personen auf die er seine Liebe (Begierde) richtet. Seine Gefühle und seine Liebe gelten immer der Befriedigung seiner Selbstliebe.

Er ist dauernd unruhig, widmet sich verschiedensten Projekten und wandelt auf launischen Wegen bis zu seinem Tod, der trotz seiner Lebensanhänglichkeit in physischer und geistiger Unruhe, in Exzeß und beschleunigtem Kräfteverschleiß erfolgt. Bis zu seinem Ende wird sein Ehrgeiz ihn drängen, alle Angebote des Lebens, die er wahrnimmt, auszukosten.

Im Pathologischen neigt er, wie bereits angedeutet, sowohl was sein Skelett als auch was seine Haut anbegtrifft, zur Anhäufung. Er produziert sowohl Hyperglobulie als auch Papillomatosis, arthritische Knoten und Verhornungen, Mandelhypertrophien und Zysten der Ovarien und Hydatiden. Seine Natur hat kaum einmal Gelegenheit, sich ein wenig von seiner miasmatischen Last zu erholen bzw. eine heilbringende Verschlimmerung zu produzieren, sei es in Form übermäßiger Transpiration, heftigem Schnupfen, wie wir es oft bei Kindern beobachten, oder eines fistulösen Prozesses, wenn die interne Situation schon ein prekäres Stadium erreicht hat. In der Kindheit sind die eruptiven heilsamen Leiden von großer Wichtigkeit für die miasmatische Eliminierung. Doch die unnatürlichen und der echten Stabilisierung eines Menschen äußerst entgegenwirkenden Impfungen vertiefen ganz eindeutig die sykotische Anlage, indem sie die miasmatische Verschlimmerung unterdrücken und behindern.

Selbstverständlich wird durch die letale Beschaffenheit dieses Miasmas, wie auch der anderen Miasmen, besonders aber durch das Element der Beschleunigungen bei der Sykosis die Aktivität der anderen im Individuum vorhandenen miasmatischen Anlagen gefördert.

Psora und Syphilis tragen zusammen dazu bei, daß der Sykotiker seine Hydropsie, seine Anasarka, seine monströsen Tumorationen und verschiedenste degenerative Hypertrophien seiner — immer zur Expansion tendierenden — Organe ausbildet, so daß die Ergebnisse der dauernden Bemühungen der Natur wieder hinfällig werden.

8. KAPITEL

Die Syphilis, als drittes hahnemann'sches Miasma

Die herausragendsten Merkmale des syphilitischen Miasmas.

Der Schanker, dessen unnatürliche Unterdrückung das syphilitische Miasma erzeugt, das sich von der Tiefe ausgehend, nach außen hin festsetzt.

Die Syphilis, als drittes in der Reihe der Miasmen, zerstört aufgrund der Tiefe ihrer pathologischen Reaktionen die menschliche Natur auf schlimmste Art und Weise. Die ursprüngliche Übertretung der Grenzen des Gesunden, die die Psora erzeugt, findet ihre Fortsetzung in der sykotischen Ausuferung und mündet in die Vernichtung in der syphilitischen Degeneration. Das syphilitische Miasma, für das die herkömmliche Syphilis nur den Anfang oder einen Verschlimmerungszustand der Diathese darstellt, ist in einem Wort versinnbildlicht: Zerstörung bzw. Degeneration. Es ist eine gewaltsame, zerstörerische Degeneration, die auch im Somatischen ihre Entsprechung, ihr Symbol hat: im Geschwür.

Sie ist das Ungleichgewicht, das bis in die Tiefe des Verbleibenden vordringt und im Menschen einen deformierenden Rhythmus festlegt. Wir können daher diesen Zustand noch mit einem anderen Begriff zusammenfassen: **der Perversion.** Der konstitutionelle Zustand bei dieser Diathesis magna oder diesem Miasma ist das Ergebnis einer willkürlichen und unnatürlichen Unterdrückung von schankerartigen und geschwürigen Leiden. Wir erkennen das an der Aggressivität, die entweder deutlich erkennbar oder im Hintergrund entwickelt wird, und zwar einer Aggressivität sowohl gegenüber den anderen als auch gegen sich selbst.

Aus einem mehr positivistischen Verständnis heraus schreibt Dr. Helios ORDOÑEZ zur Syphilis: „Das organische Feld, auf dem dies stattfindet, ist folgendes: Der konstitutionelle Faktor führt als Produkt des Zusammenwirkens von individuellen Erbanlagen und verschiedenartigsten Umwelteinflüssen zum Auftreten bestimmter organischer Krankheiten mit spezifischer Struktur und bestimmten physiologischen Merkmalen mit besonderen psychischen Reaktionsweisen. HAHNEMANN gab diesen die Bezeichnung ‚Miasma‘, als eine Art Temperament, das er je nach bestimmten Ausprägungen den drei Miasmen zuordnete... Im Fall der Syphilis ist eine ganz speziell destruktive Färbung gegeben. Wenn das syphilitische Miasma durch ein Spirillum gekennzeichnet wäre, wäre es unnatürlich, ihre Pathogenese und ihren Wirkungsbereich durch ihr genaues Studium weiter zu präzisieren.

Das krankmachende Agens (Mikroben, Bakterien, Spirochäten, Rickettsien, filtrierfähige Viren, Pilze, Hefen, Strahlpilze, Protozoen, Würmer usw....) ist nicht von veränderlichem und dauerhaftem Wesen, sondern stellt — wie sein weiterentwickelter Bruder der Mensch — einen biologischen Zyklus dar, ein Leben, das sich, wie auch dieser selbst ändert und umformt, und sowohl langsame und progressive Evolutionen durchlaufen als auch plötzliche und rasche Veränderungen erleiden kann. Man kann sagen, daß der Mikroorganismus genauso wie der Mensch einen Komplex bildet. Dieser ist so vielfältig, daß ihn weder Biologen noch Mediziner in seiner Totalität kennen. Sie sehen ihn in einem Moment seiner Existenz, sind gleich darauf von einem anderen überrascht. So erfassen sie zwar die Vielfalt seiner Umformungen, aber ihnen entgeht trotzdem genauso wie dem Anatompathologen, der die Krankheit aus biologischer Sicht zu begreifen versucht, die Mehrheit seiner Wandlungsmöglichkeiten. Das krankmachende Agens und sein Wirt bilden zusammen eine ganze Skala von funktionellen Möglichkeiten und sind daher potentiell durch die Instabilität ihrer Formel und folglich ihrer Wirkungsweise charakterisiert."

„Alles ist in Bewegung und ständiger Veränderung unterworfen" (HERAKLIT). „Nichts bleibt unverändert, die Lehre von der Mikrobenspezifität gehört der Vergangenheit an. Die gleiche Mikrobe kann verschiedene Krankheitsbilder hervorrufen. Das **klinische Erscheinungsbild der Mikrobenwirkung**, deren Spezifität man heute diskutiert, hängt von der Beschaffenheit des organischen Feldes ab, auf welchem sie sich entwickeln kann."

Auch die folgenden Sätze desselben Autors entsprechen unseren Betrachtungen zu diesem Miasma sehr: „Es ist ein Zustand der Hemmung der natürlichen Funktion, genügend Antikörper für den Schutz der innersten organischen Strukturen zu produzieren, der durch überstürzte und inadäquate Behandlungen verursacht ist." „Es ist der konstitutionelle und pathologische Zustand, der aus der voreiligen und unnatürlichen Unterdrückung des Schanker entsteht: Degeneration in Psyche wie im Miasma ist dann das charakteristische Merkmal, da die Auflösung der Kontinuität, die diesen Zustand kennzeichnet, die tiefgreifendste Änderung bedeutet, die wir dem Lebensrhythmus aufzwingen können, und zwar sowohl individuell als auch universell. Die Störung liegt genau gesagt: einmal in ihrem Geschehensvorgang und zum anderen in ihrem Andauern." „Wir können festhalten, daß alles, was sich auf unserer Haut in Form von Geschwüren, von Verletzungen mit bleibender Tendenz, von Schanker oder dauerhaften Läsionen manifestiert, sich von innen nach außen entwickelt. Das geschieht nicht zufällig und zeigt deutlich, daß sich vor seiner sichtbaren Ausbildung eine innere Vorbereitung dessen vollzieht. Daher ist folgende offensichtliche Schlußfolgerung ableitbar: das Ungleichgewicht nimmt seinen Weg von der Psyche aus zum Somatischen: im Miasma ist alles mit dem Vorhergehenden verflochten und bedingt so die Erscheinungsformen und Anomalien, die wir als Zeichen und Symptome deuten."

Bei der Sykosis fällt es entsprechend der geläufigen Pathologiestudien leicht, die Tiefenwirkungen unterdrückter gonorrhoischer Ausflüsse in der nachfolgenden Gonokokkenarthritis nachzuweisen. Bei der Syphilis haben wir es mit einer Überfülle von klinischen Beweisen zu tun, die das Wissen über die „Tertiärsyphilis" und über die „Nervöse Syphilis" bzw. die begründeten Spekulationen über sehr verschiedene Leiden im Rahmen der Pathologie des Nervensystems bereits bestätigt haben bzw. den Zusammenhang mit schlecht behandelter Syphilis — in der Terminologie der alten Medizin: der nicht vollständig manifestierten Syphilis —bereits aufgezeigt haben.

Unser Gedankengang über die hahnemann'schen Prinzipien erscheint in diesem Punkte klar und deutlich. Was die Syphilis anbetrifft, ordnet er diesem Miasma alles Zerstörerische im Organischen als auch in Geist und Gemüt des Menschen unter. Von seiner Haut bis zu seinen Knochen weist der Syphilitiker degenerative Zerstörung und Veränderungen auf. Sowohl die ätzende Akne als auch die Osteomyelitis, die Alopezie und der irreversible Haarausfall, die geschwürige Schwiele und das Geschwür des Zwölffingerdarms oder der Gebärmutter sowie das maligne Gliom haben immer die rötliche Färbung dieses Miasmas. Wir haben schon erwähnt, und werden nicht müde, es zu wiederholen: in der Klinik finden wir weder die Syphilis noch die beiden anderen Miasmen isoliert vor, sondern vielmehr eine Mischung aus ihnen, wobei in der Mehrzahl der Fälle eines von ihnen dominiert.

Was Geist und Gemüt des miasmatischen Syphilitikers angeht, wird er es darauf anlegen, entweder offen oder verschleiert Gewalt auszuüben, und zwar in seinen Reaktionen gegenüber seiner Familie wie auch in der Gesellschaft. Zum Beispiel tadelt er seine Nächsten wegen des geringsten Anlasses heftig, fordert größere Gruppen auf, zu den Waffen zu greifen oder führt selbst Terrorakte aus; dies sowohl im Rahmen von Straßenkämpfen als auch internationalen Auseinandersetzungen. Er schreckt nicht vor ungeheuerlichen Entschlüssen oder Verbrechen gegen die Menschheit zurück. Er wertet den Tod eines einzelnen Menschen genauso hoch wie die Explosion einer Atombombe über einem ganzen Volk. Wir erkennen in unserem Patienten Nachtragen, Haß, den Drang andere oder sich selbst zu töten, zu zerstören, augenscheinliche Böswilligkeit, Wut und Raserei sowie die Neigung zu hinterhältigen Aktionen und abrupten Zornausbrüchen.

Er hat geistige Ausfälle, die eine allmähliche Auflösung seines Verstandes erkennen lassen, ist grausam voller Verachtung und blinder zügelloser Eifersucht gegenüber den anderen aufgrund äußersten Mißtrauens. Auch die Folgen seines Handelns sind noch heimtückisch, degenerativ, unnachgiebig und starr bis zur Zerstörung oder Erschöpfung.

Seine Depression führt ihn, wenn nicht gleich zum Selbstmord oder Suizidgedanken, so doch zu tiefster Niedergeschlagenheit des Gemüts in absoluter Traurigkeit. Seine Freude treibt ihn in totale Haltlosigkeit, seine Furcht zur Panik.

Er fühlt Brennen. Nachts aktualisieren sich alle seine Gebrechen, und zwar sowohl seine Delirien und Verstandestrübungen als auch seine bohrenden, reißenden, spastischen und krampfartigen Schmerzen. Die Neigung seines Körpers zur Geschwürsbildung ist der Ausgangspunkt für den degenerativen Zustand, der zu Hämorrhagien, zur Veränderung der Form und Zahl der Blutkörper führt, und mit verschiedenen anderen Gewebsveränderungen einhergeht, die der Regeneration der Zellen entgegenwirken bzw. diese verkümmern lassen. Er hat Krämpfe, Hämorrhagien und gangränöses Gewebe. Das Absterben und die Degeneration von Gewebsteilen kennzeichnen das Miasma äußerst genau: Es ist die Beschleunigung der Entwicklung des Menschen auf der Erde, das heißt ein unfreiwilliger Sprung im Evolutionsprozeß der Spezie.

9. KAPITEL

Anschauungsbeispiele für die rein klinischen Erscheinungs-
bilder der Miasmen
Eine Bearbeitung der Ausführungen verschiedener Kollegen,
die unsere Interpretation und unsere Anwendungsweise
der hahnemann'schen Doktrin teilen

Beschreibung eines prädominant psorischen Falles.

Beschreibung eines prädominant sykotischen Falles.

Beschreibung eines prädominant syphilitischen Falles.

Da es angezeigt erscheint, nun eine Reihe von klinischen Fällen anzuführen, die die Anwendungsweise der hahnemann'schen Doktrin — soweit bisher erläutert — verdeutlichen, erlaube ich mir, die Krankengeschichten zu präsentieren, die von Kollegen überliefert sind und unseren Vorstellungen entsprechen. Sie wurden anläßlich verschiedener Kongresse vorgetragen. Unter diesen finden wir einen Fall von psorischer, einen von sykotischer und schließlich einen von syphilitischer Prädominanz.

1. Krankengeschichte

Der psorische Fall, Seite 47 — 48 der Aufzeichnungen 1. VERSAMMLUNG DER HOMEOPATÍA DE MÉXICO. Klinischer Fall Nr. 2 — Krankheitsgeschichte eines Sykotikers, ebd. Seite 61 — 64 und Fall Nr. 3 die Krankengeschichte eines Syphilitikers, ebd. Seite 71 — 73).

Herr M. N., hellbrauner Teint, ein Mann von offensichtlicher Sanftheit und Langsamkeit mit äußerlich zur Schau getragener großer Selbstsicherheit, die sich als versteckte Nervosität entpuppte. Gewicht: 95 kg, Größe: 170 cm; er sagte uns, daß er als Kind viel schlanker gewesen sei und erst in der Jugend und später als Erwachsener an Gewicht zugenommen hätte. Er ist Hochschuldozent, verheiratet und hat 2 Kinder. Sein Vater sei Alkoholiker gewesen und bei einem Unfall gestorben. Seine Mutter hätte sehr lange gelebt, sei relativ gesund gewesen und hätte lediglich an einigen rheumatischen Schüben gelitten. Er selbst litt verschiedentlich an Bronchitiden und wiederholt an Amygdalitis, an intensiven und erschöpfenden Katarrhen und sehr häufig an dyspeptischen Zuständen; er hatte außerdem als Kind Masern und Windpocken. Er führt ein geistig und sozial reges Leben.

Seit 10 Jahren zeigt er folgende Hauptsymptome: er ist stolz, mit einer Tendenz zu subtilem Humor, die aber auf eine gewisse Furchtsamkeit hinter seinem Stolz schließen läßt, was er selbst bestätigt, wenn er sagt, daß ihn diese Furcht bis zum Alter von 23 Jahren am Geschlechtsverkehr gehindert hätte. Danach praktizierte er diesen häufig. Seit dieser Zeit sei er auch äußerst furchtsam, mit ständiger Angst, die sich nachts verschlimmert, mit etwas Schweiß, großer Unsicherheit, Furcht, den Verstand zu verlieren oder Furcht vor drohender Krankheit. Dies geht bis zu Angstzuständen mit Schlaflosigkeit und kaltem Schweiß. Er ist kälteempfindlich, erkältet sich leicht und zieht die Wärme vor. Er hat einen außerordentlichen Appetit mit häufigen Verdauungsstörungen, etwas erschwerten und veränderlichen Entleerungen, die aber häufig ungenügend und hell sind und unverdaute Speiseteile enthalten. Bier und Gewürze verschlimmern seinen Zustand mit einer Tendenz zu Flatulenz. Er spürt beim Urinieren ein Brennen, vor allem nach sexuellen Ausschweifungen, zu denen er tendiert. Er hat wenig sexuellen Kontakt mit seiner Frau, unterhält aber aufgrund seiner starken sinnlichen Neigung Verhältnisse zu anderen Frauen, die ihn sexuell zwar bald ermüden, mit denen er aber eine gute Freundschaft und einen liebevollen Umgang pflegt. Nach dem Koitus fühlt er sich erschöpft, dasselbe nach Erkältungen, die sehr lange dauern und häufig sind. Ab und zu Samenverluste während des Schlafes; häufig Schmerzen in der dorsolumbalen Region. Beträchtliche Myopie, empfindliche und trockene Haut.

Man kann den obigen Ausführungen leicht entnehmen, daß es sich um einen vorwiegend psorischen Patienten mit einem kleinen sykotischen und noch geringerem syphilitischem Anteil handelt. Aufgrund des hier vorliegenden spezifischen Gesamtsymptombildes wurde Calcium carbonicum 10 M als Medikament gewählt. Zunächst folgte eine Verschlimmerungsreaktion speziell einiger Symptome, besonders eines schlechten Gefühls von der Art, wie er es vor vielen Jahren während seiner allopathischen Behandlung gehabt hatte; ein Empfinden von Ohnmacht oder Schwindel und die Furcht, sein Verstand könnte versagen. Danach folgte eine Besserung. Etwa 5 Monate später machten die nun konkreteren Furchtzustände, wie die Furcht vor Einsamkeit und Dunkelheit, die Verstärkung seiner Erregbarkeit mit Herzklopfen und andauernder nächtlicher Verschlimmerung als hervorstechendste Symptome die Verordnung von Phosphor Mc nötig. Wiederum 3 Monate später wurde wegen seiner raschen Erschöpfbarkeit speziell nach dem Koitus eine Dosis Conium 200 C verordnet, nach welcher sich sein Gesundheitszustand beträchtlich stabilisierte und eine deutliche allgemeine Besserung eintrat. In einem Zeitraum von 2 Jahren besserte sich sein Zustand nach und nach weiter, sein Gewicht sank von 95 auf 75 kg, er wurde gelassener, die Nächte mit Schlaflosigkeit und Angstzuständen (Angst mit Furcht) verschwanden und sein Gesamtzustand besserte sich wesentlich. 15 Jahre nach dieser konstitutionellen Behandlung, regelmäßiger Beobachtung und Routineuntersuchungen und noch mehr aus freundschaftlicher Verbundenheit, stellen wir fest, daß sich der Patient wesensmäßig verändert und sich als Individuum offensichtlich befriedigender entwickelt hatte.

Wenn wir die Symptome der Eingangsbemerkungen zu diesem Fall analysieren, stellen wir fest, daß sein Stolz oder Hochmut mehr eine Art Übermut war, und mehr die Funktion des Versteckens von Minderwertigkeitskomplexen oder der Furcht vor Impotenz hatte.

Das Hauptsymptom war die Angst mit Furcht, die sich in bestimmten Momenten aufgrund der syphilitischen Anteile bis zur panischen Angst steigerte. Die nächtliche Verschlimmerung unterstreicht noch das Minderwertigkeitsgefühl des Psorikers in der Einsamkeit und die grundlegende und konstitutionelle Furchtsamkeit, ganz abgesehen von ihrem Verstecken hinter scheinbarem Übermut, was, wie er berichtete, ein hervorstechendes Symptom seiner Kindheit gewesen ist. Dieser Zustand der Furchtsamkeit entspricht Calcium carbonicum, wenn auch unter genauester Berücksichtigung seiner kognitiven Begabung und beträchtlichen intelektuellen Fähigkeiten, die sich in seinen Äußerungen, aber auch unabhängig davon, herausstellten. Es handelt sich weder um das fehlende Vertrauen noch um das Gefühl von Unfähigkeit oder den verachtenden Stolz von Platinum, vielmehr ist es eine Art Schutzreaktion, die notwendig ist, um die Aggressivität der Umwelt abzuwehren. Genau hier beginnt die Ängstlichkeit, die Unruhe, die wir hinter der scheinbaren Gelassenheit, Sicherheit oder der Sanftmut unseres Patienten erkennen. Die für die Psora charakteristische Angst mit Furcht, die diesen Patienten die meiste Zeit beherrscht, trägt — auch wenn sie auf eine bestimmte Furcht konzentriert ist, was deutlich auf einen sykotischen Anteil hinweist — dennoch psorische Züge, wenn sie die Form der Furcht annimmt, den Verstand zu verlieren. Diese größtmögliche Furcht um sich selbst ist gleichbedeutend mit dem tiefsten Ungleichgewicht im Bereich der Verständigungsmöglichkeit. Auch seine andere Furcht, die „vor drohender Krankheit", ist gleichfalls ein Schrei des Psorikers nach Schutz, was ihn in diesem Fall durch seinen winzigen syphilitischen Anteil bis zur panischen Angst treibt. Dieses Symptom ist ein Produkt der Angst, die der Patient selbst ständig wachhält und die durch Reflexion immer wieder angefacht wird. Auf der anderen Seite bestätigen die Kälteempfindlichkeit, die Schwäche (die sich auf verschiedene Weise manifestiert), die Erschöpfung nach dem Koitus und der Schnupfen die prävalent psorische Veranlagung.

Lassen Sie uns schließlich noch ein Mustersymptom analysieren, das den Fall deutlicher verständlich macht: Aufgrund verschiedener unterschiedlicher Ängste begann der Geschlechtsverkehr sehr spät. Als es soweit war, kam es vergleichsweise bald zum Exzeß, entsprechend der eher geistigen als körperlichen Erregbarkeit des Psorikers und in Anbetracht des geringen Anteils der sykotisch-syphilitischen Mischung. Die Unbeständigkeit in der Wahl der Libidoobjekte, die zunächst sykotischer Natur sein könnte, stellt sich — unter der Lupe gesehen — als eine psorische Form der Erregung heraus, die die physischen Möglichkeiten des Patienten weit übersteigt und ihn zwingt, seine Erregung zu sublimieren und sie in dauerhafte und eher väterliche Freundschaft umzuwandeln.

Der folgende Fall eines prädominant sykotischen Patienten stammt von den Doktores I. Gonzalez C. und R. Romero M.:

2. Krankengeschichte

Es handelt sich um einen Mann von 48 Jahren, verheiratet, Arzt, der wegen Rückenbeschwerden, speziell in der Wirbelsäule, in die Sprechstunde kam. Die Schmerzen traten anfallsweise und täglich auf, und wurden durch Bewegung der Gelenke, besonders, wenn diese Bewegungen Erschütterungen verursachten, gebessert. Ab und zu gleichzeitig Ptyalismus mit einer zähen und fadenziehenden Sekretion.

Sein Vater starb an Prostatakrebs mit osteopulmonaren Metastasen. Er hatte an Blennorrhöen, Orchitis und Zylinderzellkrebs im Gesicht gelitten. Seine Mutter hatte eine kompensierte Herzklappeninsuffizienz, ständiger Fluor genitalis und Varizen. Sie war fettleibig und mäßig arthritisch belastet.

Der Patient ist der zweitälteste in der Geschwisterreihe und war, wie 2 seiner Brüder, zu früh geboren. Der Erste wurde nach 6monatiger Schwangerschaft geboren und lebte nur einen Tag, der letzte, ein Siebenmonatskind, hatte überlebt. Der Patient hat 2 weitere Geschwister, eines davon eine Frau. Diese litt an einem blennorrhagischen Fluor, an Papillomen und einem Gebärmutterfibrom, die operiert wurden.

Der Patient entwickelte sich während der Stillzeit dystrophisch, erkrankte danach an Masern, hatte ein starkes Windpockenexanthem und Keuchhusten. Während der Pubertät Nasenbluten beim Waschen des Gesichtes und überstarke, vorzeitige Orientierung zum anderen

Geschlecht; er onanierte und hatte ungefähr alle 3 Monate epilepsieartige Krisen.

Er hatte im Knabenalter Blennorrhagie, die mit Salben, urethralen Spülungen und Impfungen behandelt wurde. Etwa 5 Jahre später Balanoposthitis, Verwachsungen, Herpes, rezidivierende Mandelentzündungen, blutende Zahnfleischentzündungen, Uveitis und Gerstenkörner.

Mit 21 Jahren Krätze, die durch eine Eiterflechte kompliziert wurde. Diese wurde 4 Monate lang mittels lokal angewandter Schwefelpräparate unterdrückt.

Er zeigte providente, blutende Hämorrhoiden, einen postnasalen Katarrh, eine häufig belegte Zunge und Halitosis.

Aus seiner Ehe gingen 3 scheinbar gesunde Kinder hervor. Er hat einen hellen Teint, ist bartlos, hat eine graugrüne Iris, mittlere Statur, normosomatische Konstitution, breite Stirn, graumeliertes Haar mit deutlichen Geheimratsecken, gerade Nase, dünne Lippen, große Ohrläppchen und einen forschen Blick. Seine Art und Weise sich auszudrükken verrät Intelligenz und Bildung. Aufgrund seiner Weitsichtigkeit trägt er eine Brille. Er ist mäßiger Raucher, hat eine sitzende Lebensweise, liest viel und hat vom vielen Lesen brennende Augäpfel.

Er litt an einer Dyspepsie mit Flatulenz und weichen, zu Diarrhö neigenden fötiden Stühlen.

Er hat eine belegte Zunge, Karies und Zahnverschiebungen, scharfes Sodbrennen, wenn er mehr als gewohnt raucht, und Hämorrhoiden bei der Verdauung stark gewürzter Speisen, die ihm sehr zusagen. Er zieht bittere Getränke vor, hat eine Abneigung gegen Süßes und Fettes, Verschlimmerung durch Muscheln aus der Dose, mit Symptomen bis zu 2 Tagen nach der Verdauung der Muscheln. Winterhusten, Entzündung der Eustachschen Röhre, Gefühl von Behinderung und Reiben beim Schlucken. Schmerz am Proc. mastoideus beim Darauf-Drücken. Fötider Urin mit fächerförmiger Miktion, verminderte Erektionen und Ejaculatio praecox. Er hatte Schmerzen in den Knien und Achillessehnen; sporadisch Schmerzen in Schultern, Ellbogen und Handgelenken. Er litt unter Herpes in der Leistengegend und am linken Musc. deltoideus.

An der rechten Supraspinalgegend zeigt er ein Lipom von etwa 7 cm Durchmesser, außerdem etwa 6 seitlich vorngelegene Thoraxpapillome, von welchen einige schon mittels Elektrokoagulation entfernt wurden, aber wiederkehrten.

Er ist antriebsschwach, vergeßlich, emotionell leicht erregbar mit graduell schwankenden Gemütsveränderungen zwischen Pessimismus und Optimismus.

Er findet großen Gefallen an Kunstwerken, dichtet, verbringt ganze Nächte mit philosophischen Arbeiten und ist mit seinem Gesundheitszustand meist unzufrieden. Er gibt sich ironisch, bissig, mit einer auffälligen Tendenz über erotisch-sexuelle Themen zu sprechen.

Er ist ständig wegen Geräuschen beunruhigt, die er bei jeder Bewegung seiner Gelenke wahrnimmt; genauso wegen einer möglichen bösartigen Entwicklung seiner Zervikalarthritis, die, wie er glaubt, eine Verschiebung des Atlas und somit den Tod herbeiführen könnte bzw. ein Zerebralaneurysma mit irreversiblen Schäden.

Er leidet unter Schlaflosigkeit und Schläfrigkeit tagsüber, schläft beim Lesen ein und hat während des Nachtschlafes häufig Alpträume. Beim Schreiben läßt er ohne es zu bemerken Buchstaben aus, und seine Schrift wird unleserlich, wenn er länger schreibt. Er hat Schwierigkeiten bei der Erinnerung von Namen und Daten. Er redet sehr gerne, was im Widerspruch zu seiner Hemmung in der Öffentlichkeit steht. Wenn er sehr nervös ist, beißt er sich beim Kauen leicht in die inneren Wangenflächen.

Er hat zwar explosionsartige Wutanfälle, aber seine Neigung, die Dinge von der angenehmen Seite zu sehen, und zu idealisieren, überwiegt. Kalte Haut an bestimmten Körperregionen. Bei Rückenlage ein Gefühl, als ob er ein Ödem im Schädel hätte, und beim Ausruhen auf dem Kopfkissen ein Gefühl, als ob sich das Volumen des Kopfes vergrößern würde.

Verschlimmerung im allgemeinen durch Ruhe, durch längere Inaktivität sowie durch langes Verharren in einer Stellung.

Folgende Überlegungen können zu den Symptomen angestellt werden:

Man kann bei den Familienmitgliedern eine sykotische Erbanlage feststellen, die sich in Form von Neoformationen (Vater und Schwester) und in den Frühgeburten äußert, was ein Zeichen für eine komplexe miasmatische Veränderung ist, in der die Sykosis nicht fehlt. Dazu gehört auch die blennorrhagische Beziehung und das Auftreten von Herpes mit Geschwürsbildungen, was auf den syphilitischen Anteil hinweist.

Wir erkennen metabolische Veränderungen psorischer Natur; in den Rückenwirbelgelenken rachitisch funktionelle Veränderungen, die zu deformierenden Spondylitiden von sykotischer Natur tendieren. Genauso seine warzenförmige Dermatose und sein Lipom.

Er hat einen ungewöhnlich starken Bewegungsdrang, ist höchst erregbar in einem euphorisch-depressiven Zyklus mit Redseligkeit, ist aber vorwiegend optimistisch, hat die Tendenz, sich in Illusionen zu ergehen, mit Besserung durch Aktivität. Die Nervosität und die Ausfälle seiner Erinnerungsfähigkeit, die ihn daran hindern, sich präzise an Namen und Daten zu erinnern sowie seine Wutanfälle, ergeben schließlich die gelbliche Tönung seines vorherrschend sykotischen Zustandes.

Im folgenden nun **ein klinischer Fall, bei dem das syphilitische Miasma dominiert,** der von Dr. H. Ordoñez R. vorgestellt wird:

3. Krankengeschichte

Familiäre Vorgeschichte: „Die Mutter ist sehr nervös", mit starkem Todeswunsch. Der Vater, der eine Hasenscharte zeigt, hat, wenn er einige Gläser getrunken hat, den Wunsch, sich selbst zu töten. Sie hat 14 Geschwister, 11 davon leben, 3 sind gestorben. Die Patientin ist die 4. in der Geschwisterreihe. Die 7. leidet an Platt-Knick-Füßen, der 10. an weit abstehenden Ohren; die Schwestern sind sehr nervös, ein Onkel ist homosexuell.

Die Patientin ist eine starke Raucherin; außerdem bestand 4 Jahre lang, während der ihr Ehemann nicht zu Hause war, ein gemäßigter Alkoholismus, wozu sie selbst sagt: „Ich führte ein Leben in vollkommener Freiheit in dem totale häusliche Unordnung herrschte." Sie trinkt seit 10 Jahren bis zu 14 Tassen schwarzen Kaffee täglich.

In ihrer Kindheit hatte sie Masern, Keuchhusten, Windpocken, Röteln, Parotitiden, Frostbeulen und schuppende und wiederkehrende Eruptionen an beiden Wimpernbögen. Mit 8 Jahren erkrankte sie an Typhus und seit damals „kann ich es nicht ertragen, wenn jemand an dieser Krankheit leidet". Innerhalb eines Jahres, mit etwa 24 Jahren, unternahm sie 2 Selbstmordversuche mit Beruhigungsmitteln.

Menarche mit 10,5 Jahren, mit einem Regelzyklus von 28 mal 8. Fast zur gleichen Zeit begann sich ihre Brust zu entwickeln, und zwar so stark, daß dies den Spott von Mutter und Großmutter hervorrief. Sie erzählt, daß sie im Alter von 12 Jahren einen Vetter heiraten wollte, wenn ihr Vater es nicht verhindert hätte. Mit 13 Jahren sagte sie zu ihrer

Mutter, daß sie den Mann heiraten würde, der ihr viele Kleider, viel Geld und viele Reisen ermöglicht, auch wenn er mit mehreren Frauen Verhältnisse hätte. Mit 14 Jahren, nun gut entwickelt, hatte sie mehrere intime Freunde. Mit 16 Jahren lernte sie ihren Mann kennen und stimmte der Verbindung zu, ohne zu wissen, daß er sie überhaupt nicht liebte. Während ihrer Verlobungszeit gab es ihr eine starke Befriedigung, zu sehen, daß sie ihre anderen Freunde erregen konnte.

Mit 18 heiratete sie den nun 29jährigen Mann und verfolgte dabei den Gedanken, eines Tages eine Frau der oberen Gesellschaft mit viel Geld zu werden. In der Hochzeitnacht war sie sehr nervös und hatte große Angst vor dem ersten sexuellen Kontakt, da man ihr große Schmerzen vorausgesagt hatte. Ihr Mann schlief mit ihr bis zum dritten Tag unter Berücksichtigung dieses Zustandes. Sie akzeptierte das „vor allem, damit er meine Jungfräulichkeit nicht anzweifelte". Am folgenden Tag verlangte ihr Mann getrennte Betten und warb nicht mehr um sie. Außerdem schrieb er in sein Tagebuch: „Liebe gibt es nicht, Liebe ist nur Verlangen" und wurde deshalb von der Patientin abgelehnt. Einige Monate später begann der Mann, der sie die ganze Zeit verächtlich behandelt hatte, wieder liebevoll mit ihr umzugehen.

Erste Schwangerschaft 3 Monate nach der Heirat, begleitet von starker Übelkeit und Erbrechen; Geburt durch Kaiserschnitt, währenddessen ihr Mann nach ihrer Erzählung untröstlich weinte. Einen Monat später begann sie, ihrem Mann gegenüber Haß zu empfinden. Sie kehrte ins Vaterhaus zurück, wo sie Demütigung und Kränkung erfuhr. Aufgrund schlechten Leumunds konnte ihr Mann keine Arbeit finden. Innerhalb eines Jahres wurde er aus 6 verschiedenen Arbeitsverhältnissen entlassen. Zwei Jahre später die 2. Schwangerschaft: wieder Geburt durch Kaiserschnitt, nachdem ihr mehrere Schnitte am Gebärmutterhals gesetzt wurden und die Geburtszange angewandt worden war. Dadurch blieb eine Harninkontinenz und eine 2monatige Metrorrhagie zurück.

5 Jahre später hatte sie ihre 3. leidvolle Schwangerschaft, abermals Geburt durch Kaiserschnitt. Sie hatte dabei das sichere Gefühl sterben zu müssen und die Zwangsvorstellung, daß ihr Mann sich mit ihrer eigenen Schwester zuhause vergnügen würde. Sie lebt nun in einer ökonomisch gesicherten Situation mit allen Bequemlichkeiten, glaubt, daß ihr Mann vollkommen anders sei als sie selbst und daß er außerdem impotent sei. Sie kommt zum Orgasmus durch Selbstbefriedigung, durch das Reiben der Klitoris.

Sie berichtet uns, etwa vor 10 Jahren an dem Gefühl einer Hohlheit des Kopfes mit tiefer Depression gelitten zu haben; sie leidet an großer Traurigkeit mit Furcht vor dem Leben, vor ihren Kindern, und davor, verrückt zu werden; sie hat das Gefühl, daß sie lebe und gleichzeitig stürbe. Sie ist überempfindlich gegenüber Licht, sieht nur die linken Hälften aller Dinge und kein häusliches Problem interessiert sie. Manchmal glaubt sie, aus „äußerst zartem Stoff" zu sein.

Jeder Stoß verursacht einen intensiven und langanhaltenden Schmerz. Sie hat die Empfindung, daß etwas Warmes von ihren Füßen zu ihrem Kopf aufsteigt. Sie hat Angst zu sterben und in der Schwangerschaft das Gefühl, als fehle ihr Luft zum Atmen; sie hat Angst, daß man entdecken könnte, daß sie verrückt sei, begleitet von Panik, in die Irrenanstalt zu kommen, Angst zu erblinden. Unsicherheit beim Gehen. Beim Betrachten von Gegenständen Empfindung, daß diese sehr weit entfernt seien. Verzweiflung und Unruhe; sie fühlt sich nirgends wohl. Sie sagt, daß sie der ganzen Welt ihren Fall erzählt habe. Sie hat Angst auf die Straße hinauszugehen. Vor einigen Monaten hat sie das Interesse an ihren eigenen Angelegenheiten verloren. Sie ist äußerst eifersüchtig und zieht es vor, sich zu trennen oder zu töten, statt noch eine Enttäuschung zu erleben. Manchmal verfällt sie aus schlechter Laune heraus in hartnäckiges Schweigen. Abneigung gegen ihr Haus und ihre Familie. Sie findet nirgends einen Platz für sich. Sie ist voller Unwillen und Wut gegenüber ihrem Ehemann. Vor ungefähr einem Jahr dachte sie bei einem normalen Bad zu ertrinken, und das bedeutet bei ihr sowieso nur eine kleine Spülung, da sie Angst vor Flüssigkeiten hat. Sie glaubt sogar, im eigenen Speichel ertrinken zu können.

Sie erwacht etwa um 6 Uhr morgens mit deprimierenden Gedanken, steht etwa um 10 Uhr auf und erledigt alles mit großer Mühe und Überwindung, großem Mißfallen und ohne jedes Interesse. Sie frühstückt um 10.30 Uhr, überläßt alle Arbeit ihren Bediensteten und setzt sich vor den Fernseher. Um 1 Uhr mittags begleitet sie, wenn sie Lust hat, ihren Mann beim Abholen der Kinder von der Schule. Sie ißt um 14.30 Uhr Mittagessen und fährt dann fort, bis 22.00 Uhr fernzusehen. Sie legt sich hin und kann nicht einschlafen; sie wacht 2- bis 3mal im Laufe der Nacht auf und leidet an einer dauernden Schlaflosigkeit mit viel Gähnen. Sie träumt von Streitigkeiten, Hunden, Begräbnissen in ihrem Geburtsort oder von Geburten; beim Einschlafen sieht sie Gesichter: verlängerte, deformierte, lachende oder scherzende, sehr ernste oder sehr traurige. Schon morgens sehnt sie die Nacht herbei, um sich wieder schlafenlegen zu können. Gefühl des Zusammenschnürens des Ösophagus mit tauben Lippen. Sie hat den starken Wunsch, den Hof, auf dem sie wohnt, mit allem, ihrem Mann und den Tieren, zu verbrennen. Auf der anderen Seite aber hat sie Angst, sich weit von zu Hause zu entfernen. Sie ist auf alles wütend und glaubt immer, daß ihr Mann Verhältnisse mit anderen Frauen hat. Sie ist neidisch auf die Attraktivität anderer Frauen. Sie hat Angst vor Menschenansammlungen.

Sie besitzt eine große Hörschärfe und das einfache Geräusch des Papierfaltens stört sie bereits. Beim Lesen sieht sie die Buchstaben sich bewegen, was ihr große Angst einflößt. Sie kann das Glänzen von Spiegeln oder Wasser oder blanken Gegenständen nicht ertragen. Gefühl, als ob alle Dinge weit entfernt seien. Ängstliche Beklemmung mit Zittern, Schwindel und Übelkeit. Starkes Herzklopfen beim Verlassen ihres Hauses, das sich beim Gehen noch verstärkt. Sie sagt, sie fände keine Worte, um ihr Leiden zu beschreiben. Sie fühlt sich anormal und hätte neuerdings viele allgemeine Schweiße und auffällende Blässe. Dies leitet sie sich von ihrem übermäßigen Tabakgenuß her.

Bevor sie mit ihrer langen Geschichte in meine Sprechstunde kam, hatte sie Analgetika, Sedativa, Ataraktika, Tranquilizer und andere Beruhigungsmittel eingenommen, und zwar bis zu 12 Stück am Tag. Sie wurde auch organotrop behandelt, mit Medikamenten für Ovarien und Thyreoidea. Außer ihren Kaiserschnitten wurden die Entfernung einer Zyste in der rechten Brust, eine Resektion des Gebärmutterhalses und von Gebärmutterfibromen vorgenommen. Innerhalb eines Zeitraumes von 10 Jahren wurde sie mit 6 Narkoanalysen und 5 Psychoanalyseversuchen behandelt.

Folgende Überlegungen sind anzustellen: Der von Vater und Mutter ererbte Einfluß hebt sich mit der Tönung des dritten Miasmas ab. Dies bestätigt die in der familiären Umgebung erworbene Erziehung, ihre geringe Schulbildung und ihre Umgangsformen. Genauso trägt ihr intensiver Tabakmißbrauch, ihr gemäßigter Alkoholismus und das offensichtliche Verlangen nach Kaffee die rötliche Färbung. Das gleiche bezüglich ihrer Hautläsionen und Frostbeulen. Ihre frühreife Entwicklung der sekundären Geschlechtsmerkmale und die sexuelle Anziehungskraft ihrer Jugendzeit bewerten wir als 3 — 2. Ihr Wunsch aufzufallen, ihre Herrschsucht und die lieblose Ehe als 2 — 3. Der große und umfassende

Arzneimißbrauch, die vielfachen chirurgischen Eingriffe und analytischen Behandlungen stufen wir ebenfalls als 2 — 3 ein, wie auch ihre Angst, sich zu äußern, obwohl sie gleichzeitig resolut auftreten kann. Bei ihrer ersten Behandlung forderte sie als erstes, daß man sie nicht ohne Medizin in der erforderlichen Menge entlassen solle, da sie keine 2 Tage ertragen könne, ohne etwas einzunehmen. Sie sagte, sonst würde sie eben verrückt werden.

Wenn wir eine Schlußfolgerung ziehen, sehen wir ganz deutlich das Überwiegen des dritten Miasmas oder Syphilis, gefolgt von der Sykosis, und selbstverständlich fehlt auch die Psora nicht. Aber unsere Symptomliste besteht aus Haß, Unwillen, Verachtung auch sich selbst gegenüber und all dem, was für sie das Liebenswerteste und Respektierteste sein müßte: ihre Familie und ihre Angehörigen. Das ist der charakteristischste Zug dieses Krankheitsbildes. Die Sykosis ist durch die Ausuferung, die Herrschsucht sowie Instabilität und Neubildungen repräsentiert, die Psora durch ihre Ängste und das fehlende Vertrauen. Aber in allen ihren Syndromen, die sich aus ihrer Pathologie ergaben, ist klar die rötliche Färbung des syphilitischen Miasmas zu erkennen.

10. KAPITEL

Degenerative Leiden und Miasmen

Der Mensch schreitet „in der Herrschaft über die Natur" vorwärts, wobei er sich selbst im gleichen Verhältnis zerstört.

Degenerative Leiden sind immer das Ergebnis miasmatischer Mischungen in Aktion.

Klinische Anmerkungen zur Veranschaulichung der Folgen aktiver miasmatischer Mischungen.

Die miasmatische Unterschiedlichkeit des menschlichen Geistes führt je nach seinem „Zivilisationsstand" zum jeweils entsprechenden degenerativen Zustand.

Aus den vorherigen Überlegungen können wir ableiten, daß die bereits erwähnten degenerativen Leiden ohne vorhergegangene konstitutionelle Krankheit oder Miasma undenkbar sind. Die Natur wehrt sich mit allen ihr zur Verfügung stehenden Mitteln, die zu ihrer Erhaltung da sind. Diese sind natürlich sehr stark, da sie die Synthese alles Funktionellen darstellen. Die Natur des Menschen mit ihren umfassenden und integrativen Fähigkeiten repräsentiert die universelle Natur (das Universum) in punktueller Wirkung in der ihr innewohnenden Absicht, die Schöpfung zu erhalten. Ihr spezifisches Ziel ist es, wie es der menschliche Intellekt aus der Existenz aller Dinge ableiten kann, selbst fortzudauern.

Die Natur des Menschen ist aber als wiederherstellende und wiederaufbauende Kraft zweifellos bereits unterminiert, schadhaft oder ungenügend, wenn im überdauernden Sein schon eine miasmatische Veranlagung in Form einer unauslöschlichen und tiefgreifenden Spur im Sinne der sich wiederholenden Perversionen, Defekte oder Exzesse in den Funktionen vorliegt.

Die Psora ist Ausgangsbasis für eine gestörte Ernährung; die Sykosis führt eine Akkumulation derjenigen Ausscheidungsstoffe herbei, die eigentlich eliminiert werden müßten; die Syphilis wirkt sich degenerierend aus. Wenn wir davon ausgehen, daß alle diese genannten Bedingungen die eigentlichen Ursachen der Gleichgewichtsstörungen sowie die eigentlichen Erkrankungen der Dynamik und des Somatischen sind, so stellt jede einzelne von ihnen und noch mehr ihre Mischung eine ausreichende Ätiologie für jede degenerative Krankheit dar.

Erinnern wir uns, daß das Miasma oder die chronische hahnemann'sche Krankheit vor allem eine anomale Ausgangslage ist, die die Leiden prädisponiert, die wir als Erkrankungen bezeichnen. Wir wollen nicht aus den Augen verlieren, daß das Miasma oder diese prädisponierende Veranlagung von den Menschen im allgemeinen unbeachtet gelassen und auch von oberflächlichen Klinikern übersehen wird. Ein Kliniker der alten Schule wird ein Individuum mit einer solchen Veranlagung, das heißt mit einem latenten Miasma untersuchen und für gesund befinden, wenn dessen Organe in der normalen Lage und Größe und ohne Veränderung vorliegen, ohne anomale Geräusche im Rahmen der von der etablierten Lehre festgesetzten Grenzen funktionieren und die Laborbefunde dies außerdem bestätigen.

Zweifellos kann sich der Patient trotzdem aufgrund irgendeines Unwohlseins elend fühlen, sei es aus Angst, Druck oder Unangepaßtheit, was ihn scheinbar in Widerspruch zu allem setzt, was ihn umgibt und von Seinesgleichen absondert. Dieser Mangel an harmonischer Kontinuität mit seiner unmittelbaren Umgebung, mit einigen oder auch allen Dingen, mit denen er in Bezug steht, verkörpert sein latentes Miasma. Dabei können die Zucker-, Kalzium- oder Stickstoffwerte durchaus innerhalb der erlaubten Minimal- oder Maximalwerte, das heißt „im Rahmen des Normalen" liegen. Aber für den homöopathischen Kliniker ist diese miasmatische Veranlagung der Grund dafür, daß der Patient überaus unnachgiebig, launenhaft und pessimistisch ist oder irgendeine andere Besonderheit aufweist, die zunächst völlig nebensächlich erscheint, und weder die Gesundheit zu beeinflussen scheint, noch zu einer ungünstigen Prognose Anlaß geben könnte.

Nach JUNG folgen wir Menschen unbewußt einem Archetypus, einer Art Modell eines Menschen, der aufgrund einer Anhäufung von Fähigkeiten in der Lage ist, eine dauerhafte Existenz zu etablieren. Es ist eine Art Urgestalt, die für alle zukünftigen, energetischen, seelischen, geistigen und organischen Gruppierungen dient. Das heißt, wir Menschen von heute ahmen, wenn wir unklaren Vorstellungen gegenüberstehen, das ein wenig esoterische Vorbild anderer Existenzen nach. Wir benutzen diese Ideen nicht als etwas direkt von der Homöopathie Abgeleitetes, sondern um das vorher Behandelte besser verständlich zu machen. Wenn wir über die Seinsbedingungen des primitiven Menschen meditieren, folgern wir, daß es ihm bis heute — sei es nun als „letztem" Produkt der Entwicklung aller Arten oder sei es als König im Schauspiel des Universums, möglich ist, den Ursprung seiner Existenz zu erkennen. Er ist dafür beträchtlich ausgestattet mit physischen Möglichkeiten, wohldifferenzierter und doch einfacher Verstandeskraft und einem Vermögen oder der Macht, all das zu bewirken, was er zu erschaffen vermochte ... Wenn wir uns aber den Vergleich mit einigen unserer nächsten Artgenossen vorstellen, fällt das Ergebnis sehr traurig aus, denn das heutige menschliche Exemplar, das uns so nahe steht, ist vom biologischen Standpunkt aus eine sehr bescheidene Nachahmung des ursprünglichen Originals. Mühsam versucht er als Wrack oder durch das Blendwerk seiner Errungenschaften, seiner Verkleidungen und hinter der Macht seines enormen Gesamtbildes, sein Elend, seine Panik und seine immer größer werdende Schwäche zu verstecken.

Sein Zivilisationsstand hat ihm zu den Genugtuungen vieler Siege über Feindliches in seiner Umgebung verholfen; gleichzeitig aber und in

116

gleichem Maße zur Zerrüttung seines Körpers. Sie führte ihn von der Einfachheit als Grundlage seines Glücks zu einem gigantischen Wachstum, von seiner instinktiven Neugier zu unermeßlichem Terror. Die kleinste Zerstörung, die er verursacht, setzte sich in größeren und immer größeren fort, bis sich in seiner Geschichte neben seine vielen Triumphe eine Reihe von „Sündenfällen" gesellte, die ihn in Angst, Unwohlsein und Zwängen leben ließen.

Das Leben ist eine Folge perfekt verknüpfter Phänomene. Es bildet eine Ordnung, die Kontinuität mit sich bringt, und das bedeutet Bestätigung. Unordnung bedeutet Egentropie oder negative Entropie. Das Miasma bedeutet Unordnung, eine tiefe Form von entropischer Unordnung, die in der konservierenden Natur selbst kaum vorkommt. Wenn das Miasma aber stark ist oder durch die Mitwirkung eines anderen Miasmas kompliziert ist (Sykose-Syphilis), kann es leicht den Schutzwall, den die Natur ihm entgegenstellt, überwinden. Es wird zu offener Zerstörung kommen und das Individuum wird sterben. Medizinisch gesehen ist das ein Prozeß degenerativen Leidens.

Bei jeder manifesten Diabetes wird der Homöopath immer eine psorisch-sykotische oder psorisch-syphilitische Anlage feststellen; dasselbe bei einer Epilepsie, bei Tuberkulose, bei Arthritis oder bei einer Psychose. Er kann auch die Existenz der Psora, Syphilis und Sykosis bei jedem Krebs im Entwicklungsstadium sowie die Entsprechung dieser Entwicklung mit dem jeweils vorherrschenden Miasma feststellen. So ist ein Szirrhuskrebs das Produkt der Miasmen, Psora, Sykosis und Syphilis, die zwar von tödlicher Aktivität sind, aber aufgrund der prädominanten miasmatischen Reihenfolge (1—2—3) noch die am wenigsten grausame dieser fürchterlichen Art von Hinfälligkeit des menschlichen Lebens darstellen. Die Reihenfolge Sykosis—Psora—Syphilis ergibt ein Adenom mit viel deutlicherer maligner Entwicklung oder eine aufgrund ihrer hämorrhagischen Ausuferung genauso maligne Fibromatosis, die immer die Verschlimmerung der Leiden mit sich bringt. Eine syphilitisch-sykotisch-psorische Krebsgeschwulst (3—2—1) zeigt sich in den tiefsten, destruktivsten, heftigsten und schrecklichsten sarkomatösen Formen. Man kann folgern, daß es aus miasmatischer Sicht genausoviele Arten von Krebs gibt, wie es Konstitutionsvarianten gibt, und zwar bezogen auf den miasmatischen Anteil, den jedes Individuum in sich trägt, das heißt wieviel es eben an Psora, Sykosis oder Syphilis aufweist.

Er kann einmal sehr psorisch sein, danach sykotisch und am

wenigsten syphilitisch, während er ein andermal zwar auch mehr Psora, danach aber mehr Syphilis als Sykosis aufweisen kann. Oder aber es überwiegt die Sykosis, gefolgt von Psora mit noch weniger Syphilis, wie auch die Möglichkeit besteht, daß die Sykosis vorherrscht, danach die Syphilis und im geringsten Grad die Psora folgen. Letztendlich kann an erster Stelle die Syphilis stehen, an zweiter die Psora und an dritter die Sykosis, oder ebenso zuerst die Syphilis, gefolgt von Sykosis mit Psora an letzter Stelle. (Wir haben diese Erkenntnisse bereits beim Studium der Krankheitsbilder vieler Menschen in unterschiedlicher Hinsicht angewandt und auf einigen Kongressen vorgetragen.)

1. Krankengeschichte

Unserer Klinikgruppe wird ein Mädchen vorgestellt, das laut der Mutter, die sie begleitet, sporadisch von Krämpfen heimgesucht wird. Darüber ergab die Untersuchung folgendes: Das Mädchen war nicht das Kind, das es auf den ersten Blick zu sein schien, sondern ein junges Mädchen von 18 Jahren, gefügig, scheinbar verschlossen, dick, sehr gleichgültig und wirkte imbezil. Sie ließ ohne jede Befremdung oder Protest zu, daß ihre Mutter ihre Symptome ausführlich schilderte. Die Mutter erzählte, daß die Patientin sich kindlich benähme, daß es ihr gefiele, mit kleineren Kindern zu spielen, daß sie sehr ungeschickt sei und daß sie gerne Boshaftigkeiten vollführe, obwohl sie sonst phlegmatisch sei, daß ihre Ungeschicklichkeit am Morgen größer sei und sie — obwohl sehr ängstlich — manchmal zornig und wütend würde, auch gegen sich selbst, wobei sie einmal sogar versucht hätte, sich mit einem Messer zu verletzen. Ihre Konvulsionen bestünden in einer allgemeinen Erschütterung, ihnen geht ein Gefühl leicht eingeschränkten Bewußtseins voran, dem wiederum ein Gefühl von Unwohlsein vorausginge, was ihr ermöglicht, den Anfang des Vorgangs vorherzusehen oder einen Schrei auszustoßen ... Die Mutter berichtete weiter, daß die Kranke — obwohl von beschränktem Auffasungsvermögen, weswegen sie sie hätte von der Schule nehmen und in privaten Unterricht geben müssen — durchaus fähig sei zu nähen oder zu sticken, und verschiedene häusliche Aufgaben gut und äußerst sorgfältig zu erledigen. Es gefiele ihr gut fernzusehen, allerdings nur die Kinderprogramme. Außerdem dränge sie darauf das Haus zu verlassen, um Nachbarn zu besuchen. Wir hätten uns nun mit dem Bericht der Mutter über ihre schwachsinnige Tochter zufrieden geben können, die diesen Zustand bestätigte, indem sie mehr als 20 Minuten lang unverändert vor uns saß, mit einem etwas gleichgültigen Blick. Aber unser Bedürfnis, mehr zu erfahren und die Symptome abzusichern, ließ uns das Mädchen selbst weiter befragen.

Dieses begann nun in aller Ruhe ein Geständnis von sich zu geben, als ob es die Chance nutzen wolle, aus einem Gefängnis zu entkommen oder eine lange verhinderte Kommunikation aufzunehmen. Dabei verblieb sie aber in der Resignation, wieder hinter Verschluß zurückkehren zu müssen. Sie sprach zusammenhängend und flüssig und bemühte sich, uns eine umfassende Schilderung ihres Lebens zu geben, das sich auf die reduzierte Umwelt ihres Zuhause beschränkte und in dem sie die 8. von 10 Geschwistern ist. Sie erzählt uns, daß sie ihren Vater sehr fürchte, der sie häufig tadele und bestrafe, und — wie uns später die Mutter berichtete — sehr streng und diktatorisch mit der ganzen Familie umgehe. In bestimmten Momenten wird unsere Patientin während des Berichtes über ihre Lebensweise sehr heftig. Obwohl sie ausgesprochen furchtsam ist, neigt sie zur Erregbarkeit, beherrscht sich aber gezwungenermaßen rasch wieder, wozu sie sowohl durch die Strenge des Vaters als auch durch die Unterwürfigkeit der Mutter diesem gegenüber gezwungen ist. Ihre Schwestern nutzten sie aus, da sie aufgrund ihrer Pathologie im Haus blieb und die Rolle des Dienstmädchens innehatte. Ihr Bericht ist voller Klagen. Klugerweise beschuldigt sie keines der Familienmitglieder persönlich. Sie erregt sich sehr, als sie während ihres äußerst detaillierten Berichtes auf die Begebenheit kommt, in welcher sie sich am ungerechtesten behandelt fühlte, als sie ihrer Familie damit drohte, sich mit einem Messer Gewalt anzutun und dies dann auch versuchte ... Wenn man ihr eine Sache oder einen Wertgegenstand zur Aufbewahrung übergibt, so hütet sie diesen mit großer Sorgfalt ... Auf diese Weise gelang es ihr, sich in eine Kinderwelt zurückzuziehen, in der sie gerne lebte. Ihre Symptome: Furchtsamkeit, Feigheit und Erregbarkeit, die sich manchmal bis zu heftigen Zornesausbrüchen steigert und ihre Unangepaßtheit als Ausdruck ihrer Geistesschwäche sehen wir jetzt relativiert. Sie ißt gut, ist redselig, wenn sie die Gelegenheit dazu hat, spielt mit kleinen Kindern, tut nichts, wenn immer das möglich ist, und gibt sich aggressiv gegenüber ihren Geschwistern, wenn sie sich dadurch gegen deren Mißhandlungen wehren kann, die sie ihr antun, indem sie es ihnen soviel sie kann heimzahlt. Sie lehnt vernünftige Gedankengänge ab, in der Furcht vor der Möglichkeit, daß sich dadurch ihre zahlreichen Verantwortlichkeiten noch vermehren könnten. So ist sie froh über jeden Augenblick in den kurzen Pausen, die ihr zwischen den schweren Arbeiten bleiben, in denen sie sticken und nähen kann. Sie erklärt, deshalb keine anspruchsvolleren Fernsehprogramme zu sehen, „weil man sie nicht ließe".

Wir übergehen die Ergebnisse der Enzephalographie und anderer Untersuchungen, weil sie für uns nicht wichtig sind. Wir wiederholen, daß wir diese Studien für die Leser schreiben und denjenigen widmen, die all diese lästigen Phasen des Zweifelns darüber überwunden haben, ob die Homöopathie nun heilt oder nicht, ob sie in allen Fällen hilft und ob die hohen Potenzen nur dann taugen, wenn sie hahnemann'sche, korsakoff'sche oder nicht korsakoff'sche sind usw. usw. . . .

Unser Fall ist hauptsächlich psorisch, das heißt, er besteht in seinem Hauptteil zu ungefähr 80% aus Psora mit 10% Syphilis und dem Rest Sykosis.

Die konstitutionelle Vererbung besonders der Psora kommt ohne Zweifel von der Mutter, die die Willkür des Vaters ertrug und unbewußt versteckte und dadurch noch förderte. Der Vater, zornig und bösartig, trägt an erster Stelle die Sykosis, gefolgt von Syphilis und im geringsten Grad von der Psora. (Dehalb verschwindet seine Ehefrau immer hinter ihm, taucht sozusagen unter und gibt dieselbe Unterdrückung an ihre Kinder weiter.) Auf unsere Patientin nun, die das unterste Glied der häuslichen Hierarchie bildet, fällt die ganze Last dieser unaufhörlichen Ausbrüche zurück, die die Ausdrucksweise und Kommunikationsform der Familienmitglieder untereinander darstellen. Dabei steht der Vater an allererster Stelle, Dreh- und Angelpunkt des Ganzen. Er leidet zweifellos selbst an großen Ängsten, Verdruß, Befürchtungen und Anpassungsschwierigkeiten außerhalb des Hauses, und entlädt nun all dies über seiner Familie. Das Leiden unserer Kranken ist ohne Zweifel degenerativer Natur, da der festgestellte Intelligenzquotient und andere Untersuchungen, denen sie nach den üblichen Untersuchungstechniken unterworfen wurde, dies so bestätigten. Aber die miasmatische Einschätzung der Patientin und ihrer Familie läßt uns andere Mittel suchen und andere Wege einschlagen und eine bessere Prognose stellen, die zu dem wirklich helfenden und adäquaten Medikament führen. Dieser Fall zeigt für unseren Zweck deutlich, daß sowohl das Miasma vererbbar ist als auch die Stimuli, die das dominante Miasma und auch die latenten Miasmen aktivieren und wachsen lassen.

2. Krankengeschichte

Ein anderer Fall eines degenerativen Stadiums, bei dem das 2. Miasma bzw. die Sykosis vorherrscht, handelt von einem Mann, bei dem sich das Bild eines Diabetikers mit dem klassischen Symptomenkomplex herausbildete.

So traten folgende Symptome auf: empfindliche Stimmungslage, Neigung zum Weinen, Flüchtigkeit im Denken, Empfindlichkeit für Temperaturveränderungen, Verletzbarkeit, etwas Zurückhaltung und Reizbarkeit. Er litt etwa 5 Jahre lang vor der Diabetes an epilepsieartigen Krampfzuständen, die mit homöopathischen Medikamenten behandelt wurden (Nux. v. und später Lycopodium in hohen Dynamisationen). Die Diabetessymptome, die durch Laboruntersuchungen bestätigt worden waren, führten zu einer progressiven Verschlechterung mit einigen Phasen, in denen er an Darmbeschwerden, hauptsächlich Diarrhöen, litt. Diese, wie auch seine zu anderen Zeiten aufgetretenen Hauteruptionen, wurden allopathischen Behandlungen unterzogen und somit unterdrückt. Der Patient blieb aufgrund von Zurückhaltung, Mißtrauen und seines Egoismus bis zum Alter von 50 Jahren ledig. Seine Hauptsymptome: Schweiße auf der linken Körperseite, Schlaflosigkeit aufgrund von Gedankenanstürmen, Stimmungsschwankungen, Empfindlichkeit auf der einen Seite mit gleichzeitiger Scheu auf der anderen, die ihn ein wenig widersprüchlich erscheinen ließen. Sie wurden mit prädominant homöosykotischen Medikamenten behandelt. Das Ergebnis war eine beträchtliche Besserung seines degenerativen diabetischen Zustandes, und physisch eine starke Erholung. Er war schließlich in der Lage, eine adäquate Ehe einzugehen, und es gelang ihm, die Impotenz, die sich aus seiner Somatik ergeben hatte, und an der er zeitweise gelitten hatte, zu überwinden. Seine erste homöopathische Behandlung brachte ihm Erleichterung von seinem psorisch-syphilitischen Leiden in Gestalt des konvulsiven Krankheitsbildes. Nach dieser Besserung tauchte seine psorisch-sykotische Anlage auf und verursachte die Diabetes, welche glücklicherweise ebenfalls mit den entsprechenden Heilmitteln aufgefangen werden konnte. Zurück blieb der mehr latent liegende psorische Grund, der diesen Menschen weiterbegleiten wird. Aber zum Glück wurde seine dreimiasmatische Anlage, die er entwickelt hatte, schon im akuten Stadium abgeschwächt, und es konnte eine Weiterbetreuung mit seinen Konstitutionsmitteln eingeleitet werden, die die Beseitigung seiner miasmatischen Belastung mit degenerativen Auswirkungen erlaubte.

Der degenerative Zustand ist unserer Meinung nach dann am meisten zu fürchten, wenn er sich in Geist und Gemüt festsetzt, und zwar nicht nur, weil er das Individuum von seiner Familie entfremdet, sondern vor allem, weil er eine überdauernde Wirkung auf die Menschheitsentwicklung als solche hat. Der folgende Fall wird uns hierfür als Anschauung dienen.

3. Krankengeschichte

Uns stellt sich eine magere Frau mit hellbraunem Teint vor; sie ist Sozialarbeiterin, verheiratet. Sie ist freundlich, aber gleichzeitig nervös und ängstlich. Dies zeigte sich, als sie ihre Symptome und Vorgeschichte minuziös und ausführlich zu erzählen beginnt. Sie verfällt dabei leicht in eine Geschwätzigkeit, die wir nur schwer bremsen können, und zeigt während des Gesprächs eine außerordentliche geistige Klarheit. Dieses Symptom betrachten wir als Teil ihrer offensichtlichen Erregbarkeit. Wir beobachten das auch an der Art ihrer Gedanken, die sie ausführt, und an den Details bei der Schilderung ihrer Zustände der Geistesabwesenheit während einiger ihrer Lebensphasen, die offensichtlich in verschiedenen Situationen auftraten. Sie zeigten sich anscheinend als Folge übergroßer Anstrengung, und zwar in Form von Halluzinationen und Delirien mit Aggressivität, dem Eintreten in eine irreale Welt mit Ängsten, Schrecken, Aufregung und Beklemmung, so daß ihre Familie gezwungen war, sie in eine geschlossene Anstalt zu geben. Als Staatsangestellte kam sie immer in öffentliche Krankenanstalten, in denen sie mit verschiedenen allopathischen Beruhigungsmitteln behandelt wurde. Wenn die erste Phase der Erregung vorüber war, lebte die Kranke in ihrer Einsamkeit ruhig und fröhlich, bis ihre Familie sie wieder für eine gewisse Zeit in die Realität, in ihr Heim und in ihre Arbeit zurückkehren ließ, weil sie sie gern hatte. Die von Spezialisten gut fundierte Diagnose lautete auf Schizophrenie. Sie erzählt uns ihren Leidensweg und ihre Abneigung gegen Drogen, denen sie in kontinuierlichen Abständen unterworfen wurde. Der Rest ihrer Vorgeschichte lautet folgendermaßen: Ihr Vater bereits verstorben, war Alkoholiker und besaß offensichtlich Symptome des dritten Miasmas, und starb anscheinend aufgrund eines degenerativen Zustandes von Herz und Gefäßen. Die Mutter lebt und ist nach dem Bericht der Patientin zu schließen sehr sykotisch, nimmt ihre Kinder voll für sich in Anspruch, ist habgierig und außerordentlich egoistisch. In der persönlichen pathologischen Vorgeschichte ist noch anzumerken, daß die Patientin sich vor 5 Jahren aufgrund eines malignen Strumas einer Behandlung mit radioaktivem Jod und Kobalt unterzog. Die physische Konstitution der Patientin, ihr Temperament sowie die Veränderung ihrer Symptome, die sie laut ihrem Bericht zu jener Zeit erlebte, bestätigten die Vorgehensweise in Diagnose und Behandlung . . . aus allopathischer Sicht.

Vor 5 Jahren wurden die Weichen für diesen Fall gestellt, und seither ließ man die Patientin von Arzt zu Arzt laufen, bis sie in die Pathologie verfiel, die sie heute zeigt und mit der sie seit 4 Jahren lebt. Ihr psycho-neurotisches Syndrom brach nämlich wenige Monate, nachdem das maligne Struma aufgehalten worden war, anläßlich schwerer Sorgen aus. Die Enttäuschung durch die Resultate der Behandlung durch die alte Schule, führte sie mit einem Krankheitsbild von Lachesis zu uns. Wir verabreichten ihr dieses in LM-Potenzen, nachdem ihre allopathischen Mittel abgesetzt worden waren. Der Wechsel ist in ihren Worten: ,,dramatisch". Sie fühlt sich, als ob sie etwas aus ihrem Innersten wiederbekäme, und kann sich nach ihrem Bericht wieder so integrieren, wie es ihren Gemütsbewegungen entspricht. Die allopathischen Arzneien hatten sie zwar immer wieder in ihr Haus eingegliedert und hatten sie, wie oben erwähnt, und wie sie sich selbst auszudrücken pflegt ,,funtionieren" lassen. Sie war aber weit davon entfernt, zu echter Normalität zurückzukehren, was ja auch — um es vorwegzunehmen — natürlich sehr schwer zu bewerkstelligen und unter keinen Umständen schnell oder auf der Stelle zu erreichen ist, sozusagen in einem ununterbrochenen oder schnellen Heilungsverlauf. Die durchaus mögliche und durchführbare echte Genesung der Patientin wird lange dauern und von den Umweltbedingungen und eventuell nötigen Korrekturen in der Behandlung abhängen.

Ihr familiäres Milieu ist sehr ungünstig, obwohl ihr Mann sie liebt und verständnisvoll ist, denn er betrinkt sich häufig. Die Sykosis ist sein Hauptmiasma, wenn auch auf psorischer Basis, aber diese Anlage macht ihn reizbar und aggressiv in seinen Reaktionen auf die Probleme, die durch die Patientin ausgelöst werden, erschwert noch dadurch, daß sie 6 Kinder haben. In diesen Kindern zeigt sich die miasmatische Erbanlage sehr deutlich:

Die Kinder sind sich zwar ziemlich ähnlich, aber das Auffallendste an der Pathologie, die wir vortragen, liegt in der Psyche: Überstarke Unruhe, Boshaftigkeit und Lebhaftigkeit mit etwas Sentimentalismus und deutlichen Tendenzen zur Degeneration, besonders in der Psyche. Der 7jährige Junge erzählt uns mit boshafter, zynischer und gleichzeitig naiver Offenheit, wie sehr es ihm gefiele, alkoholische Getränke zu trinken. Er tut dabei, als ob er einen Streich spiele, wenn er versucht, anläßlich von Festen bei Freunden, die nicht völlig geleerten Gläser auszutrinken. Zu seinen Auffälligkeiten gehört außerdem sexueller Umgang mit Mädchen und Jungen in seiner Schule.

Sein Blick ist spitzbübisch, er vertraut uns an, häufig zu masturbieren. Seine Mutter brachte ihn vor allem deshalb mit, weil sie davon beunruhigt war, daß er sehr leicht Erektionen habe, häufig nervös onaniere und dazu in der Schule unaufmerksam sei, obwohl er geistig rege und körperlich aktiv sei.

Dieser Abriß einer miasmatischen Familienpathologie ist aufgrund der Kriterien, die wir bisher behandelt haben, leicht ableitbar. Es liegt eine syphilitisch-sykotische Erbanlage vor, die in den aufeinanderfolgenden Krankheitsbildern von Lachesis, Hyoscyamos, Stramonium und Phosphor phasenweise zum Ausbruch kommt, und bereits einen Zeitraum von 3 Generationen umfaßt. Das Miasma begründet sich auf die Unterdrückung der Syphilis beim Vater, der Sykosis bei der Mutter, der sykotisch-syphilitischen Mischung der Patientin, folglich auch auf die unterdrückte Gonorrhö ihres Ehemannes im Alter von 16 Jahren. Die Kinder geben davon beredtes Zeugnis, wobei der oben beschriebene Junge das bemerkenswerteste Beispiel darstellt.

Wir können die zwangsläufige Entwicklung beobachten: eine sykotisch-syphilitische oder syphilitisch-sykotische Manifestierung in abwechselnden Perioden, je nach den einwirkenden Umweltreizen. Wenn die Arbeit, die die Patientin zuhause oder außerhalb erledigt, reizvoll ist, so erledigt sie diese auf vorwiegend sykotische Weise: sehr aktiv, mit hohen Erwartungen, wobei sie sich ein wenig pedantisch für viele kreative Aufgaben einsetzt. Dabei belastet sie sich und ihre Familie abwechselnd mit den emotionellen Ausbrüchen, in die sie verfällt. Insgesamt würden wir dieses Verhalten adäquat, wenn auch etwas unorganisiert nennen. Wenn aber das dritte Miasma entweder durch die täglichen Aggressionen seitens ihrer Kinder oder besonders durch ihren betrunkenen und sie bis zum Äußersten kränkenden Mann oder durch die Angehörigen, die sie mit Bitten, Forderungen und Vorwürfen bestürmen oder durch starke Widersprüche, die sie in ihrer Arbeit erlebt, gereizt wird,

wird sie von ihrem dritten Miasma aus den Angeln gehoben und in die Welt geführt, in der sie sich wohlfühlt, fantasiert und wohin sie sich flüchtet, um Frieden zu finden. Dahin strebt sie in ihrer sykotischen Hektik, wird aber auch gleichzeitig leicht in die Richtung des degenerativen Pols der Syphilis getrieben.

Die Behandlung wäre erfolgreicher, wenn man ganz substantiell die Umwelt, in der unsere Patientin lebt, verändern könnte, um eine Einmischung dieser in die heilende Wirkung von Lachesis zu vermeiden, das ihr so eindeutig entspricht und das von Mal zu Mal seine Analogie mehr unter Beweis stellt.

Man kann aus der eingehenden Betrachtung solcher Fälle, wie sie vorstehend beschrieben wurden, die Schlußfolgerung ziehen, daß die Vielfalt der geistigen Reize, denen der Mensch manchmal vorzeitig oder unzeitgemäß durch unzählige intensive Erfahrungen die die Zivilisation hervorbringt, ausgesetzt ist, Veränderungen in seinen miasmatischen Prägungen mit sich bringen. Sie wirken wie eine zwangsläufige Einbeziehung, wie ein häufiges, brüskes und sehr heftiges Mitgerissenwerden im reißenden Flußlauf des sozialen Geschehens, so daß diese Impulse seine miasmatischen Belastungen sehr prägend stimulieren. Daraus folgt auch eine Veränderung des Geistes und Gemüts, die sich schließlich als eine durch degenerative Leiden verursachte Unordnung auf seinen Körper überträgt. Außerdem kann man als Folge diese ätiologischen Einflüsse annehmen, daß Mutationen im dynamischen, psychischen Bereich vor sich gehen.

Spontane Einwände gegen diese Hypothese fallen kaum ins Gewicht, wenn wir uns daran erinnern, daß für den Homöopathen die Konstitution oder das Konstante im Menschen, wie es schon Leon VANNIER, der französische Homöopath, in seiner Doktrin sagt, nicht nur aus dem besteht, was an Materiellem oder Organischem bleibt oder die Tendenz hat zu überdauern — gemeint im Zeitraum während der Existenz des Individuums und seiner Generation —, sondern auch, und vielleicht hauptsächlich, aus dem Dynamischen, als dem Wesentlichen des Ganzen. Dies verstanden als biochemisches Element innerhalb eines funktionalen Vitalismus, Lebensenergie oder als der bergson'sche „Vitale Elan", der gestaltend und unterscheidend wirkt.

11. KAPITEL

Die klinische Anwendung der Miasmalehre
bei den einzelnen Krankheitsbildern

Veranschaulichung anhand eines klinischen Berichtes.

Anwendungstechnik und zusammenfassende Betrachtungen.

Über den möglichen Wandel der vorherrschenden miasmatischen Anlage und deren überdauernde Elemente.

Man kann nun aus den Vorstellungen des Meisters HAHNE-MANN leicht folgern, daß es möglich und nicht nur zweckmäßig, sondern unerläßlich ist, die Diagnose des oder der vorherrschenden Miasmen bei jedem unserer Patienten vorzunehmen. Auf folgendes wiesen wir bereits hin: wenn der Praktiker ein Medikament lediglich aufgrund des Symptombildes verschreibt, befleißigt er sich auf homöopathische Weise nachzuahmen, was der Arzt der alten Medizin schon immer getan hat: nosologisch systematisierend nach der pathologischen Diagnose zu suchen. Das heißt, er wird nur einen Teil der Krankheit verstehen und auch nur auf diesen einwirken können. Das bedeutet, den Irrtum zu begehen, einen Teil mit dem Ganzen zu verwechseln, in dem Glauben, daß die Symptome, die uns der Kranke schildert, die ihn beunruhigen und in unsere Sprechstunde führen, tatsächlich das Behandlungsziel seien, auf das der Arzt sich konzentrieren müsse. Erinnern wir uns an das Beispiel von dem Patienten, der Mercurius zu sein schien und sich nach genaueren und tieferen Untersuchungen als Calcium carbonicum herausstellte (3. Kap.).

Man könnte einwenden, daß es bei diesem wie bei allen anderen Fällen nur darauf ankomme, die Nachforschungen auf alle Symptome auszudehnen, um aufgrund der Totalität der Symptome das adäquate Heilmittel zu finden. Aber es ist klar, daß beim Vorliegen einer größeren Menge von Symptomen unbedingt eine Auswahl der Symptome vorgenommen werden muß, um die „geeignete" Totalität bestimmen zu können, die — wie wir schon sagten — den augenblicklichen Zustand unseres Patienten wiedergibt. Diese „Momentaufnahme" besteht außerdem aus einem Teil seines gesamten unmittelbaren Vorlebens, mit all den komplexen Ausdrucksformen, die während dieses Vorlebens angenommen wurden, den Patienten prägen, um in seinem Bewußtsein als Abnormitäten zutage zu treten, sei es in seinen Empfindungen, in seinem Verhalten oder seinem Geistesleben. Es können auch Anomalien sein, die ihn bestimmte Dinge oder Ereignisse fehleinschätzen lassen und die der Arzt aufspüren und als Symptome erfassen und mit allen ihm zur Verfügung stehenden Mitteln, Fähigkeiten und Möglichkeiten einordnen muß.

In der oben genannten Weise wird der Patient vollständig erfaßt werden können, und zwar nicht nur aufgrund des Bildes unter dem er sich uns vorstellt, wodurch er uns unter Umständen im voraus ein Medikament nahelegt, sondern auch weil er uns Zeugnis von dem gibt, was in ihm noch an weiteren Anteilen mitwirkt, die mit all dem vermischt und übertüncht werden, was den Patienten im Augenblick am meisten betrübt oder beschäftigt und ihn veranlaßte, den Arzt aufzusuchen.

Lassen Sie uns nun einen Fall untersuchen, der uns helfen kann, diese theoretischen Ausführungen zu bestätigen:

Es handelt sich um Frl. S. S. P., 24 Jahre alt, gut aussehend, blond, mit großen und ausdrucksvollen Augen, dreieckiger Gesichtsform mit ein wenig hervorstehenden Backenknochen. Sie kam zu uns und klagte über Schmerzen in der linken Schulter, unter denen sie schon längere Zeit litt, und zwar seit einem „Unfall", der sich 4 Jahre davor ereignet hatte, bei dem sie sich Schlüsselbein und Oberarm gebrochen hatte. Seither verschlimmerten sich die Schmerzen periodisch und stellten eine relative Behinderung ihrer Arbeit dar, da sie Sekretärin ist und Schreibmaschine schreibt. Die Verschlimmerung trat speziell morgens beim Aufstehen ein sowie durch Kälte und Feuchtigkeit und auch nach großer Anstrengung, obwohl sie sich während der Anstrengung besser fühlte. Aus ihrer Vorgeschichte konnten wir nichts Auffallendes entnehmen, weil sie uns entschieden erklärte, daß sie seit ihrer frühesten Kindheit sehr weit von ihren Eltern entfernt gelebt hätte, und soweit sie sich erinnern konnte, immer gesund gewesen sei.

Die allgemeine Befragung ließ nur den Schluß zu, daß ihre Regel im allgemeinen reichlich war, und daß sie manchmal unter Gelenkschmerzen mit den oben genannten Modalitäten in den unteren Extremitäten litt. Sie wies eine trockene, leicht juckende Hauteruption in Form eines runden Fleckens im Nacken und nahe am Haaransatz auf, die sich in unregelmäßigen Abständen verschlimmerte.

Bei der Frage nach dem Wesentlichsten, ihrem Charakter, sagte die Kranke uns lächelnd, daß es ihr sehr gut gehe, daß sie keine Probleme habe und bemüht sei, sich mit der ganzen Welt gut zu verstehen. Als wir wegen des scheinbaren Symptomenmangels die dauernd ein wenig verkrampft lächelnde Patientin weiter befragten, erfuhren wir nur, daß sie Freundschaften tieferer Art mied und nur oberflächliche Beziehungen pflegte. Wir zogen daraus die Schlußfolgerung, daß die Patientin ein wenig zurückhaltend sei und blieben bei der Deutung, daß die Hauptsymptome eher von dem Unfall abzuleiten seien und außerdem einem Medikament sehr entsprächen, an das Sie sicher auch sofort gedacht haben: Rhus tox. Es wurde ihr in C 30 verabreicht.

Monate später kehrte unsere Patientin mit der gleichen Symptomatologie zurück, die zwar verschwunden war, nachdem das Medikament verabreicht wurde, nun aber wieder aufgetaucht war; man verschrieb ihr Rhus tox. C 200 und der Vorgang wiederholte sich in der gleichen Art und Weise: die Symptome verschwanden ausnahmslos, erschienen aber nach kurzer Zeit wieder. Beim darauffolgenden Besuch unserer blonden Patientin mit den ausdrucksvollen Augen hielten wir die Zeit für gekommen, die „Nuß zu knacken" und den Kern dieser Pathologie aufzuspüren, um mehr und genauere Informationen über das Problem dieser Frau zu erhalten. Wir hatten etwas Bestimmtes in ihrem überflüssigen Lachen wahrgenommen, das sie von sich gab, wenn es sich um ein Gespräch von ernstem Inhalt handelte, ganz besonders, wenn es darum ging, ihre Geistes- und Gemütssymptome oder Gefühlswelt zu erforschen. Warum lebte sie seit ihrer frühen Kindheit getrennt von ihren Eltern? Wir begannen ein tieferes Gespräch, gewannen ihr Vertrauen und es gelang, ihre Zurückhaltung ein wenig aufzulockern. Sie wurde unruhig und wir teilten ihr unseren Eindruck mit, daß es ihr innerlich schlecht ginge und es absolut nötig sei, daß sie etwas aus sich herauskäme. Dies gelang. Sie war mit 10 Jahren ihren Eltern davongelaufen, aus dem Wunsch heraus, einen anderen Lebensstil zu pflegen als den dort etablierten. Sie wollte gern das tun, was zuhause verboten war, und hatte den Kontakt zu älteren Jugendlichen gesucht, mit denen sie intime Beziehungen einging. Es hatte ihr gefallen, diese emotionell und sexuell zu erregen und sich ganz einfach mit ihnen zu vergnügen. Ihr Vater war mit ihr genauso streng umgegangen wie mit den übrigen Geschwistern. Ihre Mutter war sehr nachgiebig gewesen. Auch jetzt, aus der Erinnerung, meinte die Patientin, keinem der Eltern gegenüber eine positive Beziehung gehabt zu haben, sie würde vielmehr Gleichgültigkeit gegenüber beiden fühlen. Dabei führte sie außerhalb ihres Elternhauses ein Leben, das sich von dem kaum unterschied, das sie Zuhause hätte haben können. Sie hatte nämlich sehr bald ein Ehepaar gefunden, das sie freundlich in ihr Haus aufnahm und sich um sie kümmerte. Mit diesen hatte sie einige Jahre zusammengelebt und nichts entbehrt: Schule, Zuneigung, Zärtlichkeit. Auch ihrem Wunsch, frei zu sein, wurde entsprochen. Dennoch mochte sie diese Leute nicht sehr und ging in eine andere Stadt. Dort fand sie freundliche Aufnahme bei einer alleinstehenden Frau, die ihr ebenfalls eine Heimat, Versorgung und alles Notwendige angedeihen ließ. Bei dieser Frau lebte sie wie eine Tochter, mochte sie aber ebensowenig, wenn sie auch all deren Güte anerkannte. So suchte sie sich eine neue Heimat und streifte in Begleitung von Freundinnen von einem Ort zum anderen, wobei sie sich immer ihre Unabhängigkeit, vor allem eine innere Unabhängigkeit zu bewahren suchte. Sie war inzwischen eine attraktive und umworbene junge Frau geworden und hatte an verschiedenen Stellen gearbeitet. Sie hatte eine Liebesbeziehung zu einem Mann, der sie aber zu verlassen gedachte, sobald er eine Aussicht auf Verbesserung und Aufstieg hätte. Der Mann, dem sie sich schließlich hingab, war jung, verantwortungsbewußt, optimistisch und lebensfreudig und wollte sie heiraten. Sie aber wich ihm aus, indem sie ihm vorlog, schwanger gewesen zu sein und abgetrieben zu haben. Danach wechselte sie wiederum in eine andere Stadt über, ohne ihm ihre Adresse zukommen zu lassen.

Die Geschichte dieses Lebens ging noch weiter, aber für unseren Zusammenhang reichen diese Ausschnitte daraus. Wir müssen hier nicht genauso ausführlich werden wie unter Umständen bei anderen Personen. Wir stellten fest, daß unsere Patientin folgende Geistes- und Gemütssymptome präsentierte: Aggressivität, Haß, Empfindlichkeit und Mißtrauen: des weiteren das künstliche Lachen, das uns die Maske im Verhalten unserer blonden Schönheit mit den ausdrucksvollen Augen offenbart hatte, das Gefühl des Verlassenseins, ein Selbstmordversuch und anderes mehr. Aber diese Symptome reichten aus, um aus dem Rhustox.-Frl. eine Lachesis-Frau werden zu lassen. Ihr Krankheitsbild hatte ohne Zweifel Rhus tox. entsprochen, ihre Persönlichkeit aber hatte eine syphilisch-sykotisch-psorische Konstitution, zu der nur ein Medikament paßt: Lachesis, das die gleiche miasmatische Sequenz aufweist. Nur die integrative und tiefe Entsprechung des Individuums als pathologische und konstitutionelle Einheit stimmt mit dem Miasma und einem Heilmittel der gleichen Anordnung überein, nur das bedeutet echte Homöopathie.

Wie man sieht, hat die miasmatische Erfassung des Patienten folgenden Vorteil:

1. Wir scheitern nicht, in der Annahme, geheilt zu haben, wenn wir lediglich eine relative und vorübergehende Besserung der Symptome erreicht haben.
2. Sie erlaubt uns, die Pathologie, mit der wir uns unausweichlich auseinandersetzen müssen und die wir ans Licht holen und definieren

müssen, in ihrer ganzen Tiefe zu erfassen, um sie für eine korrekte Behandlung zugängig zu machen und eine echte Heilung herbeizuführen.

3. Können wir von gesicherten Grundlagen ausgehend eine relative Prognose für den Fall stellen, und zwar indem wir die konstitutionellen, miasmatischen Faktoren, die Dysfunktionen und Schädigungen des Patienten in ihrer ganzen Tragweite erfassen. Dies schließt die Verhaltensmerkmale, die der Patient in seiner Biopathographie, das heißt in seiner Lebensgeschichte, ausbildet mit ein, und zwar nicht nur das Pathologische, sondern verschiedene Aspekte seines Lebens, wie seine physische Entwicklung, seine Leiden, seine Einstellungen und Haltungen, in seinen verschiedenen Lebensetappen — Kindheit, Pubertät, Adoleszenz usw., dazu alle seine Aktivitäten, seine Frustrationen und Neigungen, seine Wünsche, Laster, sein Liebesverhalten und seine Fähigkeiten im sozialen Zusammenleben.

Das Miasma besteht in den Veränderungen, die das Menschenleben ausmachen. Es gestaltet, oder vielmehr es deformiert die Impulse der Individualität, das heißt des Wesens, indem es dieses — worauf wir bereits oben hinwiesen — hemmt, einengt oder verändert.

Die absolute Freiheit, die das Individuum als solches erreichen könnte, als ein genau umschriebenes, vollendetes und harmonisches Element, wird durch sein Miasma eingeschränkt, behindert und zerstört, genau wie auch bei denjenigen, die ihm in Zeit und Raum vorangehen und nachfolgen. Das Miasma zwingt ihn in eine Schablone, die ihm in allen seinen Ausdrucksformen, von der tiefsten bis zur oberflächlichsten, Beschränkungen auferlegt und zwar entsprechend der grundlegenden Richtungen von Fehlentwicklung: dem Defekt, dem Exzeß oder der Perversion. Es ist wie mit einem negativen Archetypus, der als solcher in der Vergangenheit zwar verlorengegangen ist, aber dennoch als unzerstörbares Erbe die Erscheinungsformen des Seins bestimmt und immer eine Beeinträchtigung jener vollständigen Verwirklichung sein wird, die der Mensch in seiner weitestgehenden Freiheit erreichen könnte.

Wir stellen fest, wie weit die psorische Spur des Defektes in den verschiedenen Handlungs- und Denkweisen unserer Patienten wirksam ist, wie z. B. auf der Haut, in der Art seiner Bildung, in seinem Blick und all seinen anderen Ausdrucksweisen. Wir nehmen außerdem all das wahr, was der sykotische Exzeß durch Generationen hindurch bis heute in ihnen hinterließ. Wir erkennen schließlich alle Perversionen, die das syphilische Miasma an Leib und Seele verursacht. Dies ist für den Arzt die wichtigste Chance und macht ihn zugleich seines Berufes wirklich würdig und befreit ihn davon, lediglich die berechtigten oder unberechtigten Klagen seiner Mitmenschen zu lindern oder ein kurzsichtiger „Symptomkurierer" zu sein, dessen oberflächliches Denken nur den Tausch eines Leidens oder einer Anomalie gegen eine andere, vielleicht schlimmere, bewirkt, die dem Kranken später selbst und in stärkerem Maße dessen Nachkommen anhaften.

Es gehört zum Alltag des Arztes, daß Kranke sehr häufig eine einfache und rasche Unterdrückung der Symptome verlangen, die sie gerade am meisten stören. Sei es eine Kolik, Sodbrennen, Fieber, eine Hämorraghie, ein paar Leberflecken oder Aknepickel im Gesicht. Aber gerade solche Symptome müssen bei der Aufnahme des echten und vollständigen Symptombildes an letzter Stelle stehen.

Wir sollten uns immer darüber im Klaren sein, daß diejenigen Symptome, bei denen uns die Patienten drängen, sie sofort zu berücksichtigen und zu beseitigen, nur ein Zeichen für Eile ist, die aus dem Innersten des Patienten kommt und auf eine fundamentale Dysharmonie hinweist, die die Symptome verursacht. Dies alles läßt uns sofort an die vielfältigen Deformationen denken, angefangen von den Geweben über die Organe bis zu den Instinkten, den Gefühlen, dem Denken und den Willensfunktionen, die die eigentliche Krankheit ausmachen.

II. TEIL

12. KAPITEL

Anwendung der Miasmalehre im Bereich menschlicher Verwandtschaftsstrukturen und sozialer Beziehungen

Beobachtungen innerhalb und außerhalb der Klinik.

Praktische Beispiele.

Konstellationen und Beziehungsstrukturen in Verwandtschaften bzw. von Dominanz oder Kontinuität innerhalb der miasmatischen Vormachtstellungen von Psora (1), Sykosis (2) und Syphilis (3).

In dieser unübertrefflichen Miasmalehre werden theoretische Äußerungen durch klinische Beobachtungen und Praxis bestätigt. Voraussetzung für eine echte Harmonie und Entsprechung zwischen 2 Personen ist die Entwicklung ihrer Beziehung auf der Basis miasmatischer Verträglichkeit, Kontinuität als auch Diskontinuität.

Um es noch einmal zu wiederholen: Wir drücken die Miasmen in folgenden Zahlensymbolen aus: Psora mit „1", Sykosis mit „2" und Syphilis mit „3".

Wir erinnern unsere Schüler immer wieder daran, daß die Umsetzung der homöopathischen Methode mit ihren vielfältigen Anwendungsmöglichkeiten die Berücksichtigung aller und jedes einzelnen ihrer Prinzipien erfordert. Wie wir schon anderweitig aufzeigten, ist es unzureichend, nur nach dem ähnlichen Medikament zu suchen, um eine echte Homöopathie zu gewährleisten. Es müssen die Prinzipien berücksichtigt werden, die ihr in der miasmatischen Verkettung vorangehen oder folgen, die der wahre Logos fordert, der die Wissenschaft begründet. Genausowenig bedeutet es, korrekte Homöopathie zu betreiben, wenn nur eine kleine Dosis verabreicht wird, mit dem Hinweis, die Dosis sei homöopathisch und damit ausgedrückt werden soll, daß sie niedrig ist. Wenn eine Vorgehensweise wirklich medizinisch-homöopathisch sein will, ist es eben nötig, daß alle Grundlagen, die die Methode ausmachen, einbezogen werden. Außerdem muß die Homöopathie — da sie den Anspruch erhebt, einen Aspekt der Wahrheit wiederzugeben — universell anwendbar sein.

Die Homöopathie verwirklicht sich in der Besonderheit zwischenmenschlicher Beziehungen. Jede Beziehung zwischen Menschen verwirklicht sich in analoger Form. Wir sind auf der Suche nach der Analogie wie bei einem institutionellen Tropismus: etwas, was uns folgt und dem wir folgen.

. Aus miasmatischer Sicht binden wir uns somit zwangsläufig an Menschen, die uns entsprechen, wobei diese Entsprechung natürlich mit den miasmatischen Merkmalen übereinstimmt. Lassen Sie uns das mit den folgenden Beispielen zu erklären versuchen:

Theoretisch ergänzt sich eine psorisch-sykotisch-syphilitische Person (entsprechend dem miasmatischen Bild, das wir in ihr erkennen und das uns erlaubt, sie als 1 — 2 — 3 einzustufen) vollständig mit einer Person, die sich miasmatisch durch die Zahlen 3 — 2 — 1 charakterisieren läßt. Dies geschieht in der Art, daß sich die typischen Merkmale des einen mit denen des anderen im Sinne von Kontinuität ergänzen. Daher verbindet sich die Person mit der Konstellation 1 — 2 — 3 sehr günstig mit einer Person mit der Konstellation 3 — 2 — 1 durch die Verbindung der 3 am Ende der ersten und der 3 am Anfang der Konstellation der zweiten Person. Wenn wir nun die zweite Person, 3 — 2 — 1, an die erste Stelle setzen, verschmilzt deren „End-1" natürlich genauso gut mit der „Anfangs-1" der anderen und zwar in der Weise, daß ihre charakteristischen Qualitäten sich in einer Art Kreis von Ergänzungen und vollkommenen Aufeinanderfolgen ausdrücken, was im Endeffekt eine harmonische und dauerhafte Bewegung ergibt.

Theoretisch muß etwas geschehen, wenn wir eine Person vor uns haben, die sich durch die Symbole 2 — 1 — 3 auszeichnet und sich mit einer anderen bindet, der wir die gleiche Reihenfolge 2 — 1 — 3 zuordnen können (auch wenn die Anteile — wie wir es im vorherigen Kapitel beschrieben haben — jeweils unterschiedlich stark wären). In diesem Fall eine Kontinuität zu erwarten, wäre unrealistisch. Das einzige, was wir erwarten können, ist die Dominanz des einen und die Unterordnung des anderen Partners. Selbstverständlich gibt es zahlreiche Varianten von Kombinationsmöglichkeiten, wenn auch 8 Grundtypen herausragen, und zwar:

1 — 2 — 3 mit 1 — 3 — 2; 1 — 2 — 3 mit 2 — 3 — 1; 1 — 2 — 3 mit 3 — 1 — 2;
2 — 1 — 3 mit 1 — 2 — 3; 2 — 1 — 3 mit 3 — 1 — 2; 2 — 1 — 3 mit 3 — 2 — 1.
3 — 1 — 2 mit 2 — 3 — 1; 3 — 1 — 2 mit 2 — 1 — 3;

Lassen Sie uns hierzu einige praktische Beispiele berichten: Eine junge verheiratete Frau, die ich wegen einer schweren typhoiden Infektion behandelte. Sie war 15 Jahre alt und hatte schon überreichlich allopathische Medikamentation erhalten, so daß das Krankheitsbild vollständig deformiert war und die typhoide Darminfektion eher einer Malariainfektion glich. Der Fall war so schwer, daß ein Spezialist, bei dem sie in Behandlung war, die Verantwortung für sie nicht mehr übernehmen zu können glaubte und es ablehnte, sie weiter zu behandeln, da er eine andere tropische Krankheit vermutete.

Die herausragendsten Symptome der Patientin waren: Ein auffallendes Kältegefühl und eine ebensolche Erschöpfung am Morgen bei einer Körpertemperatur von 35,5 °C, so daß sie kaum noch Lebendigkeit und Aktivität entwickelte. Das Krankheitsbild änderte sich dann stufenweise, dem Temperaturanstieg entsprechend. Am Abend erreichte die Temperatur 41,5 °C, begleitet von intensivem, bebenden Schüttelfrost, von Delirien und großen Schmerzen in Nacken und Gelenken. Ihr Verhaltensbild änderte sich von der vollständigen Gleichgültigkeit am Morgen bis zur physischen und psychischen Unruhe, zum Jähzorn von Nux vomica und Lachesis, die sie, Gott sei Dank, aus den Stadien der Trance herausbrachten. Für uns ist interessant, daß sie mit einer miasmatischen Reihenfolge von 3 — 1 — 2 zu uns kam. Ihre Eltern, beide von der miasmatischen Reihenfolge 1 — 3 — 2 geprägt, lebten sich gegenseitig erduldend zusammen (eine typische Erscheinung für eine solche Sequenz, wie wir im folgenden erläutern werden). Unsere Patientin ist die einzige Tochter, sehr gut erzogen, gut aussehend, hat feine Manieren, dunkler Teint. Natürlich ließ ihre miasmatische Anlage sie ein Leiden mit destruktiven Zügen hervorbringen, wie es uns ihre Typhusinfektion zeigte, deren Erscheinungsbild durch die unnatürliche Medikamentation auf die Spitze getrieben worden war. Übrigens wurde die homöopathische Behandlung entsprechend dem Krankheitsbild mit einer schwächeren Dosis Lycopodium abgeschlossen, worauf sich das sehr prekäre Blutbild (weniger als 3 Millionen Erythrozyten) in wenigen Tagen wieder normalisierte und außerdem ein bei der Auskultation des Herzens deutlich warhnehmbares Blasen verschwand, welches schon seit einigen Jahren bestanden hatte. Es erscheint uns richtig, in diesem Zusammenhang auf folgendes hinzuweisen:

Dieses junge Mädchen, das — wieder genesen — in das soziale Umfeld zurückkehrte, in dem sie die besten Schulen durchlaufen, in sehr guter Umgebung gelebt hatte und sich fast jeden Wunsch erfüllen konnte, verliebte sich in einen wenig begabten, aber attraktiven hellhäutigen jungen Mann mit reduziertem kulturellen Hintergrund und einer miasmatischen Sequenz von 2 — 1 — 3 und heiratete diesen. Dieses miasmatische Verhältnis 3 — 1 — 2 von ihr gegenüber seinem mit 2 — 1 — 3 war der Schlüssel für ihre Verbindung, ihre Beziehung und ihre Zukunft. Zuhause gab es ständig Zusammenstöße aufgrund der Unterschiedlichkeit der sozialen Verhältnisse, aus denen sie stammten. Sie vertrugen sich weder in Erziehungsfragen noch in ihren Gewohnheiten und Lebensvorstellungen, was zu kurzen, wiederholten Trennungen führte.

Anlaß waren entweder Unstimmigkeiten innerhalb des Hauses oder kurze Abwesenheitsperioden des Mannes. Sie kamen jedoch stets schnell wieder zusammen. Die Trennung empfanden sie jeweils als sexuellen Stimulus. Sie zeugten 9 Kinder, wobei die jeweils unerläßlichen zeitlichen Abstände zwischen den Schwangerschaften kaum eingehalten wurden, so daß einige der Kinder im Abstand von weniger als einem Jahr geboren wurden.

Die miasmatische Erklärung macht das Verhängnis einer solchen Beziehung deutlich, die diese Verbindung von Personen, die rein biologisch und oberflächlich ist, mit sich bringt. Wir müssen uns nach dieser Einteilung der Menschen vorstellen, daß jedes Individuum, je nach der Last seiner miasmatischen Prägung, aus der Reihe von 3 Kettengliedern besteht, von denen das jeweils erste und letzte als lebendige Elemente bereit sind, sich mit anderen ihnen analogen zu verbinden. So bewegen sich alle Menschen durch Zeit und Raum auf der Suche nach dem, was ihnen in der dauernden Bewegung des Lebens am meisten entspricht. Wenn ein Individuum mit einer miasmatischen Sequenz von 3 — 1 — 2 mit einem anderen mit der Reihenfolge 2 — 1 — 3 in Kontakt kommt, wie es hier der Fall ist, wird die naheliegende, adäquate Verbindung aufgrund der Übereinstimmung ihrer 2 am Ende mit der 2 am Anfang des Partners sowie der 3 am Ende seiner und am Anfang ihrer Sequenz deutlich erkennbar. Aufgrund der gegebenen günstigen Aufeinanderfolge bestand hier eine klare Möglichkeit der Ergänzung, sowohl für ihn durch sie als auch für sie durch ihn. Aus miasmatischer Sicht bzw. vom biologischen Standpunkt aus bedeutet dies vollständige Reziprozität und damit die Grundlage für Ergänzungsfähigkeit und Beständigkeit. Die Praxis dieses Falles hat dies auch bestätigt, denn sie zeugten trotz der wesentlichen sozialen Unterschiede, trotz ihrer Jugend und Unerfahrenheit, so viele Kinder, und überwanden zahllose Schwierigkeiten. Sie stritten sich fast täglich, lösten aber ihre Unstimmigkeiten und großen Differenzen aufgrund der Verschmelzung ihrer sich zwangsläufig anziehenden Prädispositionen, und fanden so einer im anderen die größtmögliche Ergänzung. Selbst wenn er ab und zu Situationen zu bestimmen und zu beherrschen suchte, oder seinen Wünschen freien Lauf ließ, ergänzte sie ihn in der Beziehung: dasselbe galt für sie: auch er paßte sich ihr in seinen Ansprüchen und seiner Art an, wenn sie einmal dominierte. Er fügte sich allen möglichen Schattenseiten des dritten Miasmas, das sie an erster Stelle trug. Sie wiederum zeigte sich gegenüber seiner angeborenen Launenhaftigkeit nachgiebig und tolerant, entgegen ihrer strengen Erziehung, die sie genossen hatte.

Für eine definitive Trennung wären in diesem Fall sehr extreme

Vorkommnisse erforderlich: z. B., daß die Frau von ihren Angehörigen in eine andere Stadt gebracht würde, damit sie so dieser „Liebe" entgehen könnte, oder, daß er zum Beispiel eine andere Frau finden würde, die der ersten miasmatisch entspricht. Auch dann noch wäre es unter bestimmten Umständen möglich, daß sie sich wieder träfen, was durch die zwangsläufige Anziehung ihrer miasmatischen Reihen 3—1—2 und 2—1—3 zu ihrem Lebensschicksal werden könnte.

Dies geschieht beständig und ist fast unvermeidlich, wenn die miasmatischen Belastungen entsprechend kompensiert werden und weit davon entfernt sind, einen Wechsel zur Vorherrschaft eines anderen Miasmas zu erlauben. Das bedeutet, daß eine noch so gute und homöopathische Behandlung die Miasmen höchstens abschwächen könnte, die Struktur der miasmatischen Konstellation aber bestehen bleiben würde. Mit anderen Worten: wenn wir ein Individuum von einigermaßen stabilen miasmatischen Proportionen vor uns haben, wie z. B. bei folgendermaßen abgerundeten Prozentsätzen: 40% vom ersten, 35% vom nächsten und 25% vom letzten Miasma, so stellt es eine miasmatische resistente Einheit dar. Anders gesagt, die Miasmen würden auch bei bester Behandlung zwar vielleicht etwas durcheinandergeschüttelt werden, werden aber immer — wenn auch unter Umständen bis zum Äußersten abgeschwächt — in einem äquivalenten, wenn auch etwas variablen Verhältnis bleiben. Dies geschieht nicht, wenn die miasmatischen Anteile sehr nah beieinanderliegen, wenn wir z. B. ein Individuum vor uns haben, das vom ersten Miasma 40%, vom zweiten 38% und vom letzten 22% aufweist. In diesem Fall kann das Miasma, was zunächst an zweiter Stelle lag, ausgelöst durch eine Behandlung oder bestimmte Lebensimpulse prävalent werden und damit das Verhalten dieser Person beträchtlich verändern. In einem solchen Fall stellt die betreffende Person oder ihre Umgebung fest, daß sie seit diesem oder jenem Ereignis oder seit der Einnahme ihres Heilmittels „ein anderer Mensch geworden ist".

Selbstverständlich kann die gleiche miasmatische Konstellation, die von weniger sozialen und erzieherischen Unterschieden geprägt ist, eine vollkommenere Verbindung mit sich bringen, je nach dem Grad der biologisch miasmatischen Übereinstimmung und der Ausgeglichenheit der Erziehungsfaktoren. Das um so mehr, je leichter gelegentliche Unstimmigkeiten konstruktiv bewältigt werden können.

Ein anderer Fall liegt in einer Ehe vor, in der die Frau konstitutionelle und durch ihre Umwelt verstärkte Merkmale sykotischer Art, dahinter psorischer und im geringsten Grad syphilitischer Art mit sich bringt.

Angenommen ihr Mann hätte die gleiche miasmatische Reihenfolge, wenn auch in einer anderen Gewichtung: farblich würde das dann so aussehen, daß das Miasma von beiden eine grünliche Färbung hätte, wobei das ihre etwas bläulicher und das seine etwas gelblicher getönt wäre.

Die erste Begegnung dieser jungen Menschen würde bei beiden zunächst aufgrund des Konkurrenzverhaltens, das beide durch ihre sykotische Anlage an den Tag legen würden, gegenseitige Antipathie hervorrufen. Immerhin stammen beide aus Familien, die in ihnen — wenn auch aus verschiedenen Gründen — ein oberflächliches und extrovertiertes Verhalten verstärkten. Zufällig besuchen sie dasselbe Schulzentrum, wiederholte Begegnungen führen sie zusammen, und mit der Zeit verwandelt sich die ursprüngliche Antipathie in echte Bewunderung. Gerade die Sykosis fördert die Orientierung an Vergnügen und Genuß und führt sie quasi zwangsläufig in eine Ehe, die allerdings nach miasmatischer Einschätzung eine Prognose der Unverträglichkeit impliziert, da eine gegenseitige Anpassung der Ehepartner — wie es aus biologischer Sicht günstig gewesen wäre — nicht zu erwarten ist. Zwischen diesen jungen Menschen ist lediglich eine Überordnung bzw. Unterordnung möglich, aber keine Kontinuität (2 — 1 — 3 und 2 — 1 — 3).

Eine Harmonie in dieser Beziehung mit relativer Ergänzung des einen Lebens mit dem anderen oder Kontiunität — bzw. in unseren Symbolen gesprochen: eine mögliche Verbindung der Anfangs- oder Endziffern, kann nur durch die „Umkehrung" eines der beiden Akteure zustandekommen. Dieses würde die dauernde Bereitschaft bedeuten, das Verständnis der intimsten und tiefsten Äußerungen des anderen zu suchen oder die Tatsache, daß der dominantere Partner wesentliche Bedürfnisbefriedigungen für das Zusammenleben opfert. Was im vorliegenden Fall aber häufig vorkommt, ist eine beständige Bereitschaft sich zu streiten.

Diese Patienten werden Jahre in einem dauernden Kampf um eine egoistische Dominanz verbringen, die jeder über den anderen zu erreichen sucht.

Hierbei wird natürlich derjenige Oberhand behalten, der die stärkste Gelbfärbung, das sicherere Selbstwertgefühl und allgemein die sykotischeren Merkmale präsentiert. Dadurch wird der andere Ehepartner zu einer Zurückhaltung gezwungen, die in keiner Weise natürlich und spontan ist, sondern in ihm einen immer größer werdenden Widerstand anwachsen läßt, den er in Launen kompensiert und die ihn zur Flucht treiben. In beiden bewirkt dieser Konkurrenzkampf dennoch ein vergleichbares, aber weit von jeder Ergänzung entferntes Verhalten, wobei die Partner vollständig nebeneinanderherleben. Die praktische Folge wäre ein immer weiteres Auseinanderleben, das das Paar schließlich zur Trennung zwingt, die zum einen darin begründet ist, daß sich der Mann bis zur Diskriminierung der Frau in eine Eitelkeit hineinsteigert, zum anderen darin, daß die Frau ihrerseits die Situation auf anderer Ebene sykotisch zu kompensieren sucht; er in Selbstverherrlichung, sie in affektiver Aufdringlichkeit. Die Reihenfolge 2 — 1 — 3 der beiden ändert sich nur in Momenten der Über- bzw. Unterordnung, stabilisiert aber nie das für ein gutes Zusammenleben unabdingbare analoge Beziehungsverhältnis.

Aber auch in einer solchen heterogenen Verbindung ist es möglich harmonisch zusammenzuleben und zwar dann, wenn sich jeder Ehepartner eine Welt aufbaut, in der er sich verwirklichen kann, und wenn das Zusammenleben mehr die Form einer Kameradschaft als die einer üblichen Ehe annimmt. Selbstverständlich kann man solche Verbindungen auch anhand miasmatischer Dominanzstrukturen erklären.

Was wir hier hinsichtlich von Ehen oder heterosexuellen Beziehungen ansprachen, ist auch auf Freundschaften, Kameradschaften, Geschwister, Familien- und Gesellschaftsstruktur übertragbar.

13. KAPITEL

Symptomdefinition

Über die Vielfalt der Erscheinungsformen der Symptome.

Analytische Untersuchungen aus miasmatischer Sicht.

Über die häufigsten oder bedeutendsten Geistes- und Gemütssymptome.

Über die genauen Unterschiede der verschiedenen miasmatischen Modulationen.

Verfahrensweise bei der Erforschung dieser Symptome.

Therapeutische Fehlindikationen aufgrund von Unklarheiten bei der Symptomdefiniton.

Eine der größten Schwierigkeiten, die sich demjenigen entgegenstellen, der die Homöopathie in der Klinik anzuwenden beginnt, ist die Vielfältigkeit der Symptomatologie in den Krankheitsbildern sowie in den Pathogenesen der Materia Medica. Sowohl als Laien wie auch als Ärzte, die nach den Maßstäben der alten Medizin ausgebildet worden sind, sind wir gewohnt, die verschiedenen Ausdrucksweisen menschlichen Leidens sehr zu reduzieren. Diese Leiden, die äußerst mannigfaltig sind und von denen jedes einzelne seine besondere und symbolische Bedeutung hat, drücken immer einen Teil der Individualität dieses Menschen aus. Diese Einschränkung der unzähligen Symptomformen, die die alte Medizin vornimmt, zwingt sie dazu, die Symptome mit einer etwas obskuren aber „einschlägigen" Terminologie zu versehen, die dazu benutzt wird, die willkürliche Synthese zu verdecken, auf die jede Patientenäußerung reduziert wird.

Beginnen wir mit der Praxis und all dem, was für die korrekte Definiton und Hierarchisierung der Symptome notwendig und unerläßlich ist. Davon war bereits die Rede; wir werden aber im Zusammenhang mit der Exaktheit, mit der wir bei den allgemeinen Symptomen vorgehen müssen, wie wir es hier am Beispiel des Erbrechens andeuten, nochmals darauf eingehen. Wir werden zum Beispiel verdeutlichen müssen, ob das Erbrechen plötzlich eintritt, ob es morgens beim Aufstehen oder Aufrichten des Körpers, während oder nach dem Essen auftritt, ob sofort danach oder immer erst nach einem gewissen Zeitraum oder gleich nach dem Essen; ob ein spezieller Essensgeschmack bleibt oder ein saurer oder bitter Geschmack usw. Ob das Erbrochene gelb, schleimig, grün oder schaumig ist, ob es viel oder wenig ist, ob es mit Essensteilen vermischt oder nur schleimig ist, ob mit fadenziehendem Schleim, mit Blutstreifen, mit wenig oder viel Blut, hell oder dunkel, ob dieses mit dem Erbrochenen vermischt oder nur beigemengt ist, oder diesem vorausgeht. Genauso müssen alle Begleitumstände, die mit dem Erbrechen einhergehen können, genau definiert werden, wie zum Beispiel, ob es eine kurze oder anhaltende Übelkeit gab, ob eine Besserung oder im Gegenteil eine allgemeine Verschlimmerung eintrat, Schwindel oder Schwäche, Erschöpfung oder Ohnmacht, Frieren, Schläfrigkeit oder Kopfschmerzen und letztendlich all die verschiedenen Rückwirkungen, die aus anderen Körperteilen oder ganz allgemein im Individuum auftauchen können.

So werden wir alle Symptome, sowohl die allgemeinen wie die

besonderen untersuchen müssen. Vor allem aber müssen wir die allgemeinen Symptome erschöpfend erforschen.

Nehmen wir als Beispiel den Schüttelfrost; der Schüttelfrost bedeutet für die Homöopathie nicht nur eine Veränderung der Wärmeempfindung, die in einem Individuum das Gefühl von Wärme und Kälte hervorruft, sondern auch als die vom Individuum in seinem Organismus wahrgenommenen niedrigen Temperaturen ganz allgemein. Dazu müssen noch verschiedene Merkmale hinzugefügt werden: Ob er zum Beispiel von Kälteschauern auf der Haut begleitet ist oder nicht, ob die Kälteschauer von mittlerer oder geringer Intensität sind; ob dieses Kältezittern so intensiv werden kann, daß der ganze Körper erschüttert wird, wenn der Patient zum Beispiel sagt, daß er vom Schüttelfrost „geschüttelt" würde. Diese Erscheinungsform des Schüttelfrostes müssen wir von der unterscheiden, die zwar unter allen Körpersymptomen prädominant, aber nicht von starken Erschütterungen gekennzeichnet ist. Den ersteren Typus, das heißt den, der von starken Erschütterungen begleitet ist, finden wir zum Beispiel in Chelidonium, doch dieses Symptom ist zweifellos kein Hauptsymptom in der Symptomatologie dieses Medikamentes. Dies bedeutet, daß ein Schüttelfrost zwar von starken Erschütterungen begleitet sein kann, aber zweifellos unter den physischen Symptomen keine so große Rolle spielt. Veratrum album zum Beispiel hat ein sehr auffallendes Frieren, das zwar hinsichtlich der Allgemeinsymptome herausragt, aber selten mit starken Erschütterungen des Körpers verbunden ist. Camphora dagegen kann beide Modalitäten und zudem noch bösartige Auswirkungen aufweisen, wie wir es auch bei Veratrum album finden. Aber fahren wir fort, aufzuzählen, was wir für die Erforschung des Schüttelfrostes noch benötigen. Ganz einfach: Wir müssen wissen, wo er begonnen hat: manchmal beginnt er an den Armen, an den Händen, an den Fingern oder Fingerspitzen, wie in Bryonia, das dieses Charakteristikum hat. Er kann auch an den Fußzehen oder in der Blase beginnen, auf einer Körperseite oder am Kopf sowie auch in den Lippen, was ein Schlüsselsymptom von Bryonia ist. Genauso hilft uns bei der Arzneimittelfindung die Art und Weise, in der diese Kälteempfindung in unserem Kranken beginnt. Zum Beispiel kann zusammen mit dem Schüttelfrost eine übermäßige Schweißabsonderung einhergehen, wie zum Beispiel bei Euph., Nux. v. und Tub., oder er tritt nur bei Stuhlentleerung, in der Nacht oder während der Menstruation auf, wie bei Lachesis. Es besteht die Möglichkeit, daß der Schüttelfrost vom Oberkörper aus nach unten wandert, daß der Kranke nur Kälte verspürt, was aber wiederum von demjenigen Patienten unterschieden werden muß, der nicht nur Kälte, sondern Eiseskälte verspürt. Das wäre auch nicht dasselbe, wie ein Kältegefühl im Körperinnern, nur in den Knochen, in den Arterien oder Venen . . . Das Wichtigste aber ist, daß wir zu definieren und unterscheiden lernen, was vom Kranken als Kältegefühl wahrgenommen wird, was den echten Schüttelfrost ausmacht, sei es nun begleitet vom Haarsträuben oder von der charakteristischen „Gänsehaut".

Ebenso ist es wichtig, zu unterscheiden, ob dieses Frieren zum Beispiel mit Zittern oder mit „Schütteln" einhergeht, was unterschiedlich wäre; weiter ob es ein heftiger Schüttelfrost ist, der sich wiederum von einem prädominanten — wie wir oben erklärten — unterscheiden würde. Der heftige, aggressive wäre eine plötzliche und intensive Kälteempfindung, die aber das allgemeine Krankheitsbild des Kranken nicht beherrscht usw. Jeder dieser Krankheitsformen sind verschiedene Gruppen von Medikamenten zugeordnet, und daher muß bis zur Beseitigung der letzten Zweifel an ihrer Unterscheidung gearbeitet werden. Dieselbe Vorgehensweise gilt für die Abklärung von Fieber, Schweiß, Puls usw.

An dieser Stelle ist es unser Hauptanliegen, die Geistes- und Gemütssymptome wieder in Erinnerung zu bringen, und bei dem Versuch, sie zu erkennen und zu definieren, behilflich zu sein. Dies ganz besonders bei denen, die aufgrund ihrer manchmal sehr feinen Unterschiede bei den Gemütszuständen Verwirrung stiften können. Wir wollen hierfür Beispiele anführen: Ein sehr ernstes Problem liegt zum Beispiel vor, wenn der Kranke dem Leben ein wenig feindlich gegenübersteht. Wir können wirklich sehr subtile Unterscheidungen finden, die — wenn sie nicht erkannt und definiert werden — uns tatsächlich ein Medikament verordnen lassen, das nicht exakt dem psychischen Zustand unseres Patienten entsprechen würde. Der Patient kann einfach **lebensmüde** im wörtlichen Sinne sein, was im kent'schen Repertorium als „weary of life" zu finden ist, das heißt, daß sich der Kranke nicht wirklich über sein Leben beklagt, wenigstens fallen ihm keine schwerwiegenden Gründe zur Beschwerde über das Leben ein, sondern daß er einfach müde ist zu leben, wie einer, der ein mehr oder weniger langes Stück Weg gegangen ist und davon ermüdet ist. Sein Leben kann sogar zufriedenstellend gewesen sein. Es mag arbeitsreich, glücklich oder sogar fröhlich und vergnügt gewesen sein — aber auf jeden Fall hat es ihn ermüdet, und genau das ist unser Symptom: Müdigkeit. Etwas anderes ist das

Symptom **lebensüberdrüssig**, was in der Materia Medica und im Repertorium als „loathing of life" wiedergegeben wird. Der Patient befindet sich hier in einer ganz anderen psychischen Verfassung.

Es kann sein, daß er nicht sehr lange gelebt hat, es kann sich um einen sehr jungen Mann oder um einen Säugling handeln, wie im Fall von Antimonium crudum, wo dieser Lebensüberdruß sehr deutlich manifestiert ist. Fehlende Lebensfreude, Abneigung gegen die eigene Existenz oder zumindest eine Gleichgültigkeit gegenüber dem Leben, das heißt, es liegt Lebensüberdruß vor. Zu unterscheiden davon wäre auch das Symptom „Todesgedanken haben". So kann es sein, daß ein Kranker weder Lebensmüdigkeit noch Lebensüberdruß empfindet, wir bei genauer Untersuchung seiner Innenschau aber erkennen, daß er doch oft an den Tod denkt, daß ihm der Gedanke an den Tod oft einfach nahe ist, zwangsläufig, ohne eigentlichen Anlaß. Das nächste Symptom wäre dann der „**Wunsch zu sterben**", wobei unser Kranker eindeutig den Wunsch zu sterben hat. Er kann dabei das Leben genießen, lang oder auch kurz gelebt haben. Er kann glücklich sein und trotzdem den Wunsch haben, zu sterben. Nebenbei weisen wir darauf hin, daß wir uns dieses Symptom niemals „psychoanalytisch" von einem oder mehreren Verhaltensweisen des Patienten ableiten dürfen. Zum Beispiel, wenn wir aus der großen Hingabe unseres Kranken an seine Arbeit, seine Liebe oder sein Ideal schließen würden, er würde sich gerne in irgendeiner Form aufopfern. Bevor dieses Symptom von uns verwandt werden kann, ist es unsere Aufgabe, es dem Patienten bewußt zu machen, es muß von ihm akzeptiert sein. Eine Ausnahme hiervon wäre der Zustand echten Unbewußtseins oder geistiger Verwirrung. In diesem Fall würden dann die Veränderungen, die diesen Zustand hervorrufen, den Vorzug in der Symptomatologie erhalten. Wenn wir mit den Symptomen fortfahren, die Feindlichkeit gegenüber dem Leben auszudrücken, müssen wir jetzt zu dem kommen, was den Suizid anbetrifft, nämlich die **Neigung zum Suizid**, die vor allem die Absicht meint, sich das Leben in der einen oder anderen Form zu nehmen, sei es, sich aus dem Fenster zu stürzen, Gift einzunehmen, sich aufzuhängen oder sich letztendlich die Venen aufzuschneiden usw.

Lassen Sie uns die prädominante miasmatische Färbung dieser Symptome analysieren, mit dem Ziel, diese Doktrin mit jedem neuen Symptom, das wir erwähnen, weiter zu internalisieren. Selbstverständlich ordnen wir diesen Symptomen die rote Farbe der Syphilis zu, da wir meinen, daß die Verachtung des Lebens dem stärksten Ausdruck der Zerstörung gleichkommt. Aber wir wollen festhalten, daß das erste von uns untersuchte Symptom — die Lebensmüdigkeit — bei aller violetter Färbung sehr viel Blau enthält.

Das bedeutet, daß dieses Symptom viel Psora hat, und gerade dieser geringe Anflug eines Todeswunsches deutet auf die relative psorische Heiterkeit oder besser gesagt auf die psorische Langsamkeit hin. In den folgenden Symptomen ist das Blau immer schwächer und das Rot immer stärker ausgeprägt. Im Lebensüberdruß ist die rote Färbung, die Neigung zur Selbstdestruktion, schon deutlicher und tritt im Wunsch zu sterben und im letzten Symptom, das wir analysierten, der Suizidneigung, selbstverständlich noch deutlicher, noch röter zu Tage. Die dauernden **Todesgedanken** sind ebenfalls psorisch-syphilitisch einzuordnen; sie stellen eine Zwischenform oder das Schwanken zwischen psorischer Furcht und der Destruktion des dritten Miasmas dar.

Lassen Sie uns gleich anschließend ein vorwiegend sykotisches Symptom behandeln: Die **Furcht**. Die Furcht gehört wie die Liebe und der Haß nach der alten und klassischen Einteilungsform der Emotionen zu den 3 fundamentalen Empfindungsformen. Es ist die konkrete Furcht vor etwas, was uns geschehen könnte oder von dem wir annehmen, daß es uns schaden oder große Unannehmlichkeiten bereiten könnte. Genau gesagt ist es die Folge der Erscheinungen, die diesen Gefühlzustand begleiten, die ihm die charakteristische gelbe Farbe der Sykosis verleihen. Offene Furcht treibt uns zu Bewegungen, die uns gewöhnlich von dem Objekt oder der Sache, die sie auslösen, wegführen. Ein andermal lähmt sie uns, was nur eine andere Form der Entfernung von der Ursache darstellt, da es eine plötzliche Hemmung ist, eine Art Konzentration, mit der wir uns von dem Gefühl des Ausgeliefertseins, des größten Teils unseres Wesens oder unseres Körpers an diese Sache befreien wollen. Wir ziehen uns zurück und bagatellisieren sie. Auf jeden Fall ist es eine Flucht; die Flucht ist das Charakteristikum der Furcht. Es gibt eine Variante der Furcht — **das jähe Erschrecken** —, Auffahren, „starting", das ein Hinweis darauf ist, daß schon eine Disposition zur Furcht vorliegt, die diese Abwehr oder diesen Reflex des Erschreckens auslöst und dieses Gefühl mobilisiert, auch wenn es an der Oberfläche bleibt. Dieser Zustand ist auch der Sykosis zuzuordnen, allerdings mit einer kleinen psorischen Bremse. Wenn die Psora dominiert, kommt die Furcht als solche nicht so sehr zum Tragen, sondern verbleibt in der Form der Ängstlichkeit, die

— wie die Psychologen sagen — das Vorzimmer der Furcht darstellt. In Farben ausgedrückt, würde das aufgrund des sehr starken psorischen Gegengewichts eine grünlich-gelbe Mischung ergeben. Wenn aber im Gegensatz hierzu der Gelbton in einen intensiven oder rötlichen Orangeton übergeht, dann erhält die Furcht aufgrund einer beträchtlichen destruktiven Beimischung den Charakter der **Panik.** Dann nämlich, wenn das Individuum vor Furcht kopflos wird und ohne Rücksicht auf sich oder andere davonstürzt und zu fliehen versucht. Das wäre zum Beispiel bei dem Individuum der Fall, das sich, wenn es spürt, daß die Erde bebt, aus dem Fenster stürzt oder ohne die geringste Vorsicht aus dem Haus rennt — unter Umständen, um unter die Räder eines vorbeifahrenden Autos zu geraten oder auf andere Weise zu verunglücken, was ihm nie passiert wäre, wenn es an seinem Platz geblieben wäre. Es kann sich auch um denjenigen handeln, der sich aufgrund seiner totalen Geistesverwirrung bei einem Zwischenfall in einem überfüllten Stadion zum Ausgang stürzt und ohne die geringste Rücksicht alles, was sich ihm in den Weg stellt, oder dazu im Begriff ist, umrennt, egal, ob er dabei stirbt.

In diesem Rahmen gibt es auch viele Symptome mit vorherrschend psorischem Charakter, wie z. B. die **Furchtsamkeit,** Zaghaftigkeit — „timidity" —; **fehlendes Selbstvertrauen** — „confidence, want of self" — und das Gefühl der **Hilflosigkeit** — „helplessness". Furchtsamkeit bedeutet Hemmung; die Psychologie drückt dies mit „teilweiser Hemmung des sozialen Verhaltens" aus. Die Scheu gegenüber anderen ist zweifellos der Ausdruck eines Minderwertigkeitsgefühls, die nicht mit dem Verstand erklärt werden kann, sondern einfach empfunden wird. Dies kann zweifellos von erzieherischen und traumatischen Faktoren herrühren und beeinflußt werden, die auf vielfache Art und Weise auf die Psyche einwirken. Dies ruft auf jeden Fall eine Hemmung der Persönlichkeit hervor, und ist deshalb ein vornehmlich blau gefärbtes, das heißt typisch psorisches Symptom. Das fehlende Selbstvertrauen — ebenfalls ein psorisches Phänomen —, ist hier nicht mehr nur eine spontane und plötzliche Hemmung, wie im vorherigen Symptom, sondern schon ein wenig reflektiert und bewußt. Hierbei fühlt sich das Individuum zwar fähig, ist aber persönlich von der Umwelt leicht verletzbar. Es handelt sich hier um einen Patienten, der zum Ausdruck bringt: „Ich weiß, daß ich kann, aber man läßt mich nicht." Seine Umwelt oder der Moment, in dem er lebt, ist für seine persönliche Entfaltung ungünstig, so als ob er ganz bestimmte Umstände benötigen würde, um seine Ziele zu erreichen und um sich fähig zu fühlen. Dies ist Psora mit ein wenig Sykosis, aber auf jeden Fall hat das Symptom vorwiegend psorischen Charakter. Mit der gleichen psorischen Vorherrschaft, aber mit ein wenig mehr rötlicher Färbung, gestaltet sich das nächste Symptom: **das Gefühl von Unfähigkeit.**

Wir wollen festhalten, daß dies ein ganz tiefgehendes Gefühl ist und nichts mit Zurückhaltung oder Bescheidenheit zu tun hat, sondern daß eine Situation vorliegt, in welcher das Individuum fälschlicherweise vorgibt, zu etwas fähig zu sein, „etwas zu können", sich insgeheim aber gänzlich unfähig fühlt. Bis zu einem gewissen Punkt ist dieses Verhalten ein psychologisches Täuschungsmanöver. Um diese Symptome besser verständlich zu machen, die für den Studenten z. B. schwer zu verstehen sind, wollen wir sie auf eine etwas objektivere bzw. besser gesagt „allzu" objektive Sache anwenden: auf den Geschlechtsverkehr. Der Furchtsame kann dafür perfekt geeignet sein, aber es wird ihm sehr schwer fallen, es anzuzeigen, zu erbitten oder ein Angebot wahrzunehmen. Wenn er es einmal erreicht hat, wird er in Anbetracht der überwundenen Furchtsamkeit nicht die geringsten Schwierigkeiten haben. Personen mit fehlendem Selbstvertrauen werden ein sexuelles Angebot unter Umständen mit relativer Leichtigkeit erreichen, aber ihre psychische Situation kann sie doch auf die eine oder andere Weise scheitern lassen — am Beginn, in voller Entfaltung, in der Erfüllung des Vorgangs usw. Derjenige, der weiß, daß er unfähig ist, oder sich wenigstens so fühlt — und dies ist das eigentliche Symptom, das Gefühl der Unfähigkeit —, scheitert schon im voraus, auch wenn er der Lage gewachsen und stark erscheint. Selbst wenn er Erfolg haben sollte, wird er immer schon im voraus und natürlich auch danach ein Versagensgefühl haben.

Wenn wir zu den Symptomen zurückkehren, die die grundlegendsten Elemente der menschlichen Psyche ausmachen, nennen wir an erster Stelle den **Zorn**, nach psychologischen Lexika eines der Grundleidenschaften des Menschen. Einige Autoren gesellen den Zorn zur Furcht und zur Liebe, die zusammen die wichtigsten Formen der Gefühlsäußerung bilden. Der Zorn ist eine natürliche Reaktion auf Ungerechtigkeit und Verletzung, eine Reaktion, die äußerste Unzufriedenheit anzeigt. Da der Zorn eine der fundamentalen Ausdrucksformen der Seele ist, treten auch bei ihm je nach miasmatischer Prägung 3 Erscheinungsformen auf. Wir versuchten bereits anläßlich der 4. Versammlung der Academia Italiana de Homeopatia in einem Beitrag detailliert darauf einzugehen.

Zusammenfassend zitieren wir hier: Der schlichte Zorn, den der Mensch empfindet und ausdrückt, stellt die **Reizbarkeit** dar („irritability" im Repertorium von KENT). Hier ist die pathologische Form gemeint und nicht der Zorn, der bei jedem normalen Menschen vorkommt und in auslösenden Ursachen begründet ist.

Als reizbaren Menschen kann man denjenigen bezeichnen, der sich aus den verschiedensten Motivationen heraus leicht ärgert. Dies ist ein sicherlich sehr verbreitetes Symptom, aber genau deshalb müssen wir uns dazu zwingen, darüber nachzudenken und aufzuklären versuchen, was unser Patient ausdrücken will, wenn wir zum Beispiel bei der Erforschung seiner Psyche nach seinem Charakter fragen und er etwa mit folgenden Worten verschleiernd darum herumredet: „Nun gut, ich habe einen starken Charakter", oder: „mein Charakter ist schlecht, Doktor" oder ähnlich. Wir müssen da unseren Patienten äußerst genau befragen, ob sein Ärger z. B. oberflächlich ist. Wir müssen jeweils auf seiner sozialen, kulturellen oder intellektuellen Ebene auf ihn eingehen. Wenn der Ärger mehr oberflächlich und flüchtig ist, so zeigt er den bläulichen Anstrich der Psora: Das Individuum ärgert sich, aber kaum, daß es den Ärger entwickeln konnte, ist er auch schon verflogen. Wenn wir sagen, der Ärger gehe vorüber, heißt es nicht, daß dieser nicht lange anhält, er kann nach einer Pause wiederkommen, aber er wird nicht sehr stark ausgeprägt sein. Wenn dagegen der Zorn im Ärger anwächst und die Person sich in die Wut hineinsteigert, schreit und tobt und „explodiert" und so seinen Unmut ausdrückt, dann haben wir es mit echtem Jähzorn und Zorn zu tun („**anger**" im Repertorium). Dann schlägt und schreit der Patient um sich und bekommt vor Aufregung einen hochroten Kopf. Dieser Zornesausbruch kann die Person länger in Erregung halten und ist gänzlich gegen die anderen gerichtet. Somit trägt er das eindeutige und auffallende Gelb der Sykosis. Intensives und lautes Schreien kann, wenn es eine Beimischung des dritten Miasmas aufweist, in gewaltsame und gefährliche Zornesausbrüche ausarten. Wenn dann letztendlich das dritte Miasma vollständig oder vorherrschend den Zorn beeinflußt, kommt es zu dem Symptom **Raserei** oder Tobsucht, das in der Materia Medica und im Repertorium als „rage" bezeichnet wird. Selbstverständlich muß diesem Symptom mit einer Gruppe von Medikamenten begegnet werden, die sich von denen der beiden anderen Miasmen unterscheidet. Diese Klassifizierungen, die bei der Beschreibung der pathogenen Symptome spontan auftauchen, müssen natürlich nachgewiesen werden. Besonders wichtig ist die Bestätigung der Miasmen auf dem praktischsten und unanzweifelbarsten Gebiet der Klinik. Die **Raserei und Tobsucht** sind Formen des Zornes, die das Individuum außer sich bringen und während des Anfalls zu vorwiegend zerstörerischem Verhalten führen.

Dies muß nicht unbedingt auffällig sein, sondern kann sich auch tief im Innern des Patienten abspielen, kann aber mit sich bringen, daß er jemanden verletzt oder tötet oder aus einer tiefen Verärgerung heraus irgendeine andere destruktive Handlung begeht.

Die **Traurigkeit** oder einfache Depression als psorische Begleiterscheinung ist einfach das, was in der Materia Medica und im Repertorium als „sadness" erscheint, nämlich das Andauern eines bestimmten psychischen Affektes, der uns im Vergleich zu den anderen minderwertiger erscheinen läßt, uns nachdenklicher macht in uns und über uns selbst. Diese einfache Traurigkeit konfrontiert uns kritisch mit uns selbst, läßt uns über Behinderungen unserer Selbstverwirklichung reflektieren und läßt uns dabei eine Weile verharren. Sie hat somit die kalt-blaue Tönung der Psora. Wenn sich die Traurigkeit auf vorherrschend sykotischem Boden manifestiert, nimmt sie eine andere Gestalt an: das Individuum beginnt, die Unzufriedenheit deutlicher zu externalisieren, was Traurigkeit und **Kummer** („grief" im Repertorium) anzeigt. In dem Fall müssen wir den Patienten nicht wie den vorigen erst fragen, ob er traurig sei, oder was mit ihm los sei, da uns sein psychischer Zustand, sein Gesichtsausdruck oder sein Ausbrechen in Weinen oder Jammern seine Lage veranschaulichen. Das Verhalten im Leid spricht hier eine sehr deutliche Sprache. Wenn die Traurigkeit syphilitisch wird, führt sie leicht zu **Niedergeschlagenheit des Gemüts** („postration of mind" in Materia Medica und Repertorium). Das Individuum wird, wie der mexikanische Volksmund es ausdrückt: „tot im Leben stehen", so, als ob es von allem ausgeschlossen wäre, was ihm Freude machen könnte — etwas mehr als gleichgültig und etwas weniger als suizidgefährdet. Auf jeden Fall aber ist er geistesabwesend, vom Leben zurückgezogen, so als ob von ihm keine Aktivität ausgehen könnte, nichts seinen Geist anregen könnte, ständig zu Trübsal und Verfinsterung neigend, die Negation und Destruktion bedeuten. Beispiele dazu setzen wir als allgemein bekannt voraus: zum Beispiel den prädominant psorischen Patienten mit seiner Enttäuschung, die ihn, wie wir oben erwähnten, über seine Minderwertigkeit, seine fehlenden Möglichkeiten, seine Impotenz und ganz allgemein über seinen psorischen Zustand nachdenken läßt, ihn noch einsamer und unflexibler macht und seine Hemmungen noch deutlicher zutage treten läßt.

Demgegenüber möchte ein sykotisches Individuum, das von Enttäuschung geprägt ist, daß alle in seine Situation einbezogen werden, und äußert seine Lage un- oder unterbewußt durch Sprechen, Jammern, Weinen einschließlich Schreien, wie es den Klageweibern und den launischen und hysterischen Mädchen zugeschrieben wird. Wenn das zerstörerische Miasma den Enttäuschten beherrscht, bringt es ihn ins Wanken, ändert sein Verhalten und verursacht eine sehr große Mutlosigkeit, wozu das (mexikanische) Volk treffend sagt: „diese Enttäuschung hat ihn umgebracht".

Wir wollen aber auch über die Freude sprechen, eine Gefühlsäußerung, die Wohlgefühl und übergreifende Zufriedenheit mit sich bringt. Der Mensch muß in Freude leben, das heißt mit relativ großem Gefallen, was ein Wohlgefühl oder sei es Harmonie mit allem beinhaltet. Wenn die Freude sich nun geringfügig steigert und dazu ohne großen Anlaß, wird sie im Fall der Psora zu einem Gefühl, das im Repertorium und selbstverständlich auch in der Materia Medica unter der Rubrik „cheerful" zu finden ist. Wir weisen aber entschieden darauf hin, daß dieses Symptom alleine nicht als solches ausreicht, sondern durch andere Subrubriken gefestigt werden muß, z. B. durch Todesgedanken, wie es bei Aurum der Fall ist, oder durch Konvulsionen, wie bei Sulfur oder so absurd, wie es bei Spigelia auftritt, mit allen Schmerzen ... Jedenfalls stellt sich die Freude im Fall der Psora immer als ein einfaches umfassendes und anhaltendes Gefühl des Wohlbefindens dar. (Selbstverständlich sieht man bei der Freude mit Todesgedanken, daß hinter der prädominant psorischen Anlage der einfachen Freude die Syphilis steht, die den Tod herbeiwünscht.) Dies entspricht einem prädominant homöosyphilitischen Medikament, das zweifellos an zweiter Stelle Psora haben muß: Aurum. Somit wird wieder einmal die unvergleichbare Miasmalehre unseres Meisters HAHNEMANN bestätigt. Im Fall von Spigelia, wo wir Freude und Vergnügen aufgrund von Schmerz vorfinden, wird eine sykotische Prädominanz mit dem Streben nach einem Gefühl bestätigt, bei dem das Individuum den Schmerz zwar fürchtet und unter ihm leidet, dabei aber doch eine krankhafte Art von Freude empfindet. Im Fall von Sulfur als vollständig dreimiasmatischem Medikament, kann die Freude nach Konvulsionen auf verschiedene Weise erklärt werden: aus psorischer Sicht kann er sich einfach freuen, daß das Leid des konvulsiven

Symptoms vorüber ist. Auf die anderen zwei Miasmen werden ähnliche Betrachtungen zutreffen, wie wir sie bei Aurum und Spigelia anstellten.

Kehren wir zur Freude zurück, dieses Mal zu ihrer sykotischen Ausdrucksform, so stoßen wir auf die **Heiterkeit** („mirth" im Repertorium), die eindeutig gelb gefärbt ist. Es handelt sich um die aufsehenerregende Freude, die mit schallendem Lachen und der auffallenden Lautstärke des Sykotikers zum Ausbruch kommt, die aber nicht mit anderen Formen, Freude auszudrücken oder zu lachen, verwechselt werden darf. Gemeint ist zum Beispiel nicht die Freude der Person, die auch bei Unzufriedenheit lacht oder überhaupt unwillkürlich lacht, sondern es dreht sich hierbei um lautstarke Freude, um den, der sich „kaputtlacht", auch wenn er nicht unbedingt fröhlich ist. Im Gegensatz dazu bezeichnet das Symptom „Exhilaration" den stärksten, gleichsam **berauschenden Jubel**, das heißt Freude, die uns völlig gefangen nimmt und fast verrückt macht. Wir führen diese Beispiele auch an, um unsere Erfahrungen vieler Jahre und zahlreicher Anlässe leichter verständlich zu machen, zu differenzieren und Nutzen aus den Unterscheidungen zu ziehen. Z. B. ist die Geburt eines Kindes für jeden normalen Menschen ein natürlicher Anlaß zur Freude. Es gibt aber natürlich stark pathologische Menschen, die in den meisten Fällen anders empfinden und in so einem Anlaß z. B. eine Tragödie sehen. Wenn ein Psoriker sich überdurchschnittlich freut und überdurchschnittlich begeistert ist, gebärdet er sich in gewisser Weise albern, kindisch und lächerlich in seinem Gefühlsausdruck. Der Sykotiker möchte die ganze Welt an seiner Freude teilhaben lassen, wird die Eigenschaften, die er in dem Kind zu erkennen glaubt, in den Himmel loben und ein Fest veranstalten, um seine Begeisterung über seinen Sprößling tanzend, singend, strahlend und lachend kundzutun. Die Freude des Syphilitikers ist die übertriebenste, und bringt diesen fast um den Verstand. Er vergißt alles um sich her, um sich völlig dem Jubel anläßlich dieses Ereignisses hinzugeben, so daß das Symptom schon ein wenig den destruktiven Charakter des dritten Miasmas annimmt. Es passiert sehr häufig, daß die Syphilitiker sich im Überschwang betrinken und Perversitäten bis zu Quälereien und Verbrechen begehen.

Lassen Sie uns nun etwas näher auf das **Klagen** und **Jammern** eingehen. In der Materia Medica und dem Repertorium wird der Unzufriedene „Complaining" als der bezeichnet, der sich weigert, zankt, protestiert oder sein Scheitern und seine mißliche Situation nicht eingestehen möchte, indem er versucht, die Schuld dem oder jenem zuzuschieben.

Es ist derjenige, der über das schlechte Wetter, schlechte Geschäfte, unmenschliche Zustände usw. klagt. Zu dieser Gruppe gehören auch die Menschen, die nur selten jammern, was auf eine psorische Beimischung bei diesem Symptom hinweist. Wir finden auf der nächsten, der sykotischen Stufe „moaning", den **Jammernden, Stöhnenden,** der sich über seinen Kummer oder seinen Schmerz beschwert und sich ständig über sein Leid beklagt. Eine Modalität, die dies noch besser definiert, finden wir im Repertorium in der Subrubrik „constant and gasping for air", klagen, beständig nach Luft schnappend und dies sehr auffallend. Letztendlich haben wir es bei der Färbung des dritten Miasmas mit dem **Wehklagenden,** „lamenting" zu tun. Das ist das Jammern, das aus der Tiefe des Inneren emporsteigt und tief in die Umwelt hineinwirkt, das aus der Existenzangst entspringt und dazu neigt, selbstzerstörende Wirkung zu zeitigen.

Gehen wir weiter zur Sinnlichkeit, zur **Wollust,** „Lasciviousness", die sinnliche Neigung meint und ein eindeutig sykotisches Symptom ist. Sie kann aber auch psorische oder syphilitische Modalität anzeigen, das heißt Attribute oder Hintergründe der Sykosis. Die psorische Sinnlichkeit ist sehr häufig anzutreffen. Wir können sie als einen leicht übersteigerten sinnlichen Trieb beschreiben. Es ist zum Beispiel das versteckte Suchen der anziehenden Erhebungen beim anderen Geschlecht, der erotischen Äußerungen des Sexualpartners, der fleischigen Lippen, eines vielversprechenden Blickes. Es ist das Betrachten der Körperstellen, die man keusch verdeckt usw. Es ist ein genüßliches Verharren in diesem Gefühl, und wir wiederholen dieses Wort noch einmal: das Verweilen in ihm. Genau das charakterisiert den psorischen Anstrich dieses Symptoms, das heißt gelb mit einem Schuß blau, was eine Grünfärbung ergibt. Wenn das Gelb noch deutlicher zum Vorschein kommt, entsteht „shameless", **schamlose** Erotik, unzüchtiges Verhalten oder sykotischer Exhibitionismus. Wenn die Erotik noch entwürdigendere Formen annimmt, entsteht das Symptom „lewdness", was **Lüsternheit und Geilheit** bedeutet und dann auftritt, wenn Geist und Gemüt durch die Fixierung auf die Sinnlichkeit in allen ihren Ausdrucksformen bereits verändert zu sein scheinen: Alles stellt sich über das Sexuelle dar oder wird so begehrt, mit perversen Tendenzen.

Lassen Sie uns im folgenden 3 weitere Symptome analysieren, die Abstufungen sehr ähnlicher psychischer Haltungen darstellen: Frivolität,

Zügellosigkeit und das Fehlen jeglichen Moralgefühls, „frivolous", „libertinism" und „moral feeling want of".

Die **Frivolität** ist ein sykotischer Zustand mit psorischem Anstrich bzw. Gegengewicht. Um diesen Begriff zu erläutern, lassen Sie uns aus einem Lexikon zitieren: „Der Frivole pflegt sein Äußeres bis ins letzte Detail, hat jede Bewegung gut einstudiert, kennt seine Umgebung bis in den letzten Winkel und kann sich bei jeder Gelegenheit mit bewundernswerten Kenntnissen hervortun. Sie ist eine Schauspielerin oder eine unvergleichliche Darstellerin auf der Bühne des Lebens. Sie täuschen ihre Umwelt so sehr, daß sie — ohne es zu merken — auch sich selbst betrügen."

Die **sexuelle Ausschweifung** ist eine oberflächliche Art, alles, was mit Geschlechtlichkeit zusammenhängt, zu bewerten oder auszuüben. Dies gilt auch bezüglich der Einschätzung der Gesamtheit seines Verhaltens sowie seiner sozialen Normen und übergeordneten Werte. Es ist eine sykotische Überreaktion, die bereits zerstörerische Tendenzen in sich hat.

Das Fehlen **jeglichen Moralgefühls** umfaßt sozusagen die Frivolität, die sich in die Zügellosigkeit hineinsteigert und schließlich in die Zerstörung des Gefühls für Rücksicht sich selbst und anderen gegenüber zu üben, mündet. Insgesamt gesehen ist das — auch wenn andere Aspekte mitspielen — ein deutlicher, roter und zerstörerischer Zusatz des 3. Miasmas zur Sykosis, die die Basis dieser 3 Symptome bildet.

Ergänzen wir die Betrachtung von Symptomen dieser Ordnung durch 3 weitere: unehrlich, phantasierend und heuchlerisch („deceitful"; „fancie exaltation of"; „hypocrisy").

Lassen Sie uns zuvor ein wenig auf unsere Vorgehensweise bei der Erforschung dieser Symptome eingehen, um diese besser definieren und erklären zu können. Wir konsultierten dazu Übersetzungen, wie zum Beispiel die des Repertoriums von Dr. Lara de la ROSA, die zum größten Teil den Rubriken KENTs entsprechen, als auch die der Doktores SCARCIOFFO, Feo CODECIDO und anderer.

Wir benutzten außerdem Wörterbücher aus der Zeit, in der die Materia Medica und das Repertorium von KENT entstanden, selbstverständlich in englischer Sprache. In diesen finden wir die verschiedenen Wortbedeutungen, Anwendungsbeispiele und Ursprungsbedeutungen der Begriffe, wie sie die klassischen Autoren dieser Sprachen verwandt haben. Dasselbe geschah auch mit spanischen Wörterbüchern (Diccionario von LOPES und BENSLEY und von WORCESTER Li. D. sowie

Wörterbüchern der Psychologie, Philosophie und Philologie von SAL-VAT, CALLEJA, Torres LAMUS, Howard C. WARREN usw.). Demnach übersetzten wir „deceitful" als **unehrlich**, falsch, betrügerisch. Weiter können wir vom Lateinischen „decipere" — „täuschen" ableiten: deceive: betrügen, und vom Französischen „decevoir", die Gewohnheit, mit Unwahrheiten zu arbeiten: Betrug vom Lateinischen „fraus", Unredlichkeit. Wenn wir auf diese Weise eine genauere Vorstellung von der Wortbedeutung bekommen, können wir ihre miasmatische Zuordnung besser verstehen und erkennen, daß in diesem Fall die Sykosis dominiert, da Überstürzung in Gedankengängen vorliegt. Dabei steht das Ego des Sykotikers im Vordergrund, der versucht alle Welt zusammenzutrommeln, um sie an dem teilhaben zu lassen, was er selbst hervorbringt, sei es an Worten, an Wohltaten oder Launen.

Der Schwärmer oder **Phantast** lebt die meiste Zeit in Illusionen, zumindest sind diese das durchgängige Thema seiner Reden. Er kehrt zwar immer wieder in die Realität zurück, weicht aber bei jeder Gelegenheit gern in seine Traumwelt aus. Das ist das Konzept dieses Begriffes: Es gefällt, in die Welt der Illusionen zurückzukehren. Es gibt ein anderes ähnliches Symptom, das „Luftschlösser-Bauen" oder „Theorizing", das schon eine Art Manie oder Vorstufe zur Verrücktheit bedeutet, mit anderen Worten, bereits ein Abrücken von der Wirklichkeit andeutet. Daher vergleichen wir dieses Symptom mit anderen Erscheinungen der Entfremdung. Allerdings, der Schwärmer oder Phantast verkörpert eine psorische Variante des sykotischen Grundzustandes. Wir meinen hier die Schwankungen im Denken, was einfach die Neigung bedeutet, sich eher irrigen Gedanken hinzugeben, um allgemein ein wenig der nüchternen Wirklichkeit zu entfliehen. Wir wiederholen, daß dieses Symptom eine grünliche Färbung zeigt, ein angenehmes Pastellgrün — wie geschaffen für Traumwolken.

Die **Heuchelei** bedeutet die faktische oder künstliche Gewohnheit, einen Charakter, eine Eigenschaft oder einen Zustand verfälscht darzustellen. Man kann es auch als Simulation von Verhaltensweisen bzw. unechte Lebensweise umschreiben. Dies ist Sykosis mit einem syphilitischen Anstrich, weil eine Verfälschung des Verhaltens impliziert ist und bewußt oder unbewußt eine betrügerische, destruktive Richtung eingeschlagen wurde. Meistens hat dieses Symptom einen psorischen Zusatz, schon da es sich langsam entwickelt. Es ist weder die spontane sykotische Produktion des Lügners, noch ist es das naive Verhalten des Phantasten, vielmehr ist es eine deutlich perverse und andauernde Haltung, die eine der grellsten Gelb-Rot-Töne mit ein wenig Blau ergibt.

Lassen Sie uns Symptome von anderer Beschaffenheit betrachten. Z. B. die Dummheiten, die wir an unseren Patienten beobachten oder von ihnen erfragen können. Symptome wie **ungeschicktes Benehmen** „foolish", **kindisch** „childish" und **albern** „ridicule mania to". **Ungeschicktes Benehmen** möchte sagen, daß beim Patienten die Fähigkeit zur Rücksichtnahme und das Einfühlungsvermögen entweder völlig fehlen oder zumindest nur in reduziertem Maß vorhanden sind, und es sich um Intelligenzschwäche, geistige Behinderung oder „Tölpelhaftigkeit" handelt. Diese Erscheinung ist eine sykotisch-psorische Mischung, aufgrund derer der Kranke zwar wenig Fähigkeiten entwickelt, trotz seiner geistigen Zurückgebliebenheit aber zum Exhibitionismus neigt. **Kindisches Benehmen** steht für Kindlichkeit, fehlende Reife in Wort und Tat, Belanglosigkeit oder Bedeutungslosigkeit, und ist insgesamt ein deutlich sykotischer Zustand auf einem kleineren psorischen Hintergrund.

Der „**Kasper**" ist der Mensch, der sich aus einem Zwang heraus krampfhaft komisch benimmt und dadurch zwar andere zum Lachen bringt, sich dabei aber selbst der Geringschätzung aussetzt (dazu gehört auch das linkische Verhalten des Genies). Dieses Symptom hat eine etwas offensive, sykotische Anlage, die seine Umwelt stört oder ihr mißfällt, und daher für alle, die sie erleben, einen provozierenden Charakter hat, und deshalb eine rötliche Verfärbung aufweist.

Zur selben Gruppe würden noch der „Torpor", die **Schwerfälligkeit**, der Stumpfsinn, der **Schwachsinn** und die **Idiotie**, „imbecility" „idiocy" gehören. Es sind 3 Abstufungen einer für die intellektuelle Leistungsfähigkeit äußerst destruktiven psorisch-syphilitischen Anlage.

Wenn wir der Reihenfolge nach zu „Reizbarkeit" und „Ärger" zurückkehren, stoßen wir auf 3 weitere Symptome, die Verwirrung stiften können. Es handelt sich um die Symptome: „sulky" düster bzw. **finster ausschauend**, schmollend „morose" **schlecht gelaunt** und „frown" **grießgrämig** (leicht zu Ärger neigend). Wir wollen herausarbeiten, warum diese 3 Symptome leicht miteinander verwechselt werden können. Derjenige, der finster aussieht, scheint verärgert zu sein. Es ist eine Variante des ernsten Menschen, denn Personen, die gewöhnlich die Stirn runzeln und somit den Eindruck erwecken, sie seien verärgert, ohne es in Wirklichkeit zu sein, befinden sich in einem psychischen Zustand zwischen Depression, Reizbarkeit und möglicherweise Unangepaßtheit, so daß der finstere Gesichtsausdruck — wir wiederholen es — nur scheinbar sich nach außen richtet, und demzufolge auch eine Spiegelung des inneren Zustandes ist. Man kann fragen, warum dieser Zustand den Geistes- und Gemütssymptomen zugeordnet wird? Die Antwort ist einfach: dieser seelische Zustand ist oberflächlich und leicht zu beheben. Anders dagegen das folgende Symptom: „Morose" — schlechtgelaunt. Hierzu gehören die Zustände, in die wir alle einmal mit mehr oder weniger Grund geraten. Wir sind dann unfreundlich, leicht reizbar und verdrießlich, sind aber von diesem Unmut nicht total bestimmt, sondern bewegen uns kürzer oder länger am Rande dieses Zustandes. Das letzte oben genannte Symptom „frown" beschreibt einen Zustand, bei dem das Individuum wirklich zu Ärger neigt. Das impliziert mehr als Reizbarkeit, und zwar weniger auffällig, aber tiefer und andauernder. Ein Beispiel hierfür: Es kann sich um eine Person handeln, die über einen Zeitraum von mehreren Tagen hinweg in mehr oder weniger aufeinanderfolgenden Phasen von kürzerer oder längerer Dauer viele schlechte Erfahrungen gemacht hat und deshalb gereizt ist, sich leicht ärgert, ohne daß sie eigentlich über alles verstimmt wäre, was ein anderes Symptom ist. Wir schließen aus dieser Situation, daß der Ärger vorübergehend, aber leicht zu erregen ist.

Lassen Sie uns 3 weitere Symptome analysieren, die wir ebenfalls sorgfältig auseinanderhalten müssen, da sie — wie die vorherigen — bezüglich ihrer miasmatischen Zuordnung ein wenig mißverständlich sind, denn sie enthalten Anteile von allen Miasmen, wohingegen die 3 letztgenannten Symptome eine relativ klare psorisch-syphilitische Mischung darstellen.

Die 3 folgenden Symptome, die sehr ähnlich zu sein scheinen, sind „mischievous", **boshaft**, böswillig, übelgesonnen, „malicious" **nachtragend**, rachsüchtig und schließlich „hated", **der von Haß** und Abscheu **Erfüllte**. Bei allen 3 Symptomen geht die Syphilis der Psora voraus. Das 1. dieser Symptome „mischievous" finden wir z. B. im typischen „bösen Jungen" wieder, der z. B. seine Rakete am Schwanz eines Hundes befestigt und dann anzündet, oder Reißzwecken auf des Lehrers Stuhl legt. Dies ist eine Böswilligkeit, einer Perversität. Hier steckt in der gezielten Absicht ein wenig Destruktivität, die aber nicht so sehr auf das Böse abzielt, sondern nach den Fachbüchern eine schuldverursachende Handlung ist, die gewöhnlich unterdrückt und bestraft wird. Da sie doch aber teilweise auch bewußt ist, bekommt sie noch einen kräftigen sykotischen Pinselstrich, weil sie auch nicht heimlich ausgeführt wird, wenn sie vielleicht auch im Stillen geplant war. Insgesamt können wir sagen, daß es sich hier um eine Neigung zur Bösartigkeit handelt, der eine miasmatische Sequenz von 2 — 3 — 1 entspricht.

Der „malicious" ist der **überempfindliche, der nachtragende Mensch.** Er hegt Empfindungen von Abneigung und Feindschaft, die in bestimmten Momenten durch irgendeinen Umstand, der erschwerend hinzukommt, ausgelöst werden und hervorbrechen. Die Gefühle, die er dabei empfindet, bleiben fast unauslöschlich an ihm haften und er weist immer wieder auf den Vorfall oder die Person hin, von denen das Wort, die Tat oder die Beleidigung ausging, deren Auswirkungen sich bis in die Gegenwart halten. Die Psora-Syphilis-Konstellation 1 — 3 — 2 verhindert letztendlich ein wenig den aggressiven Ausbruch.

Der **Haß,** „hated", beinhaltet starke Abscheu und offene Aversion mit einer starken Antipathie, die Böses wünschen läßt und die die Haß auslösenden Personen zu zerstören sucht. Der charakteristische Zerstörungswunsch verleiht diesem Symptom die intensive syphilitisch-rote Farbe die es auszeichnet: 3 — 2 — 1.

Drei andere Symptome, die leicht verwechselt werden können, sind folgende: „courageous", **tapfer** und unternehmungslustig, „rashness", **wagemutig,** waghalsig bis leichtsinnig und „audacity", **übermütig** bis tollkühn. Beim ersteren, dem Tapferen, handelt es sich um die Menschen, die sich — wenn auch nur einen Moment lang — wirklich entschließen, sich aufgrund einer Notwendigkeit einer Gefahr auszusetzen, um etwas oder jemanden zu retten. Dabei spielt es für sie keine Rolle, ob sie ihr eigenes Leben riskieren. Hier steht die Psora an erster Stelle, gefolgt von Syphilis und schließlich Sykosis. Aber die Psora ist es, die ihn vorweg in die Lage versetzt, scheinbar voreilig und spontan Entscheidungen zu treffen. Diese schnelle Entschlußkraft ist in Wirklichkeit des Produkt eines unbewußten vorbereitenden Prozesses. „Rashness" finden wir hauptsächlich beim Sykotiker, in dessen Handlungen keine solche Vorbereitung erkennbar ist, und wenn, dann sind es seine prahlerischen Reden, die zu fatalen Folgen führen können. Am Tollkühnen „audacity" beobachten wir leicht überstürzte Gedankengänge, die immer darauf abzielen, Vorteile zu gewinnen, spontan zu erscheinen und egoistische Ziele zu verfolgen; wenn es sein muß, auch zum Nachteil der anderen. Dies ist Sykosis mit starkem syphilitischen Anstrich.

Der Tapfere ist ein Soldat, der im Kriegsfall mit der Einstellung an die Front geht, daß sowohl der unwahrscheinlichere Sieg als auch der naheliegende Tod möglich sind. Als furchtlos kann man den bezeichnen, der ein Kind, das kurz davor ist, überfahren zu werden, rettet, ohne daran zu denken, daß er dabei in derselben Gefahr schwebt. Der Tollkühne nutzt schnell und einfallsreich jede Situation, um seine Ziele zu erreichen; er ist einfach der Gauner, der Frauenheld, der Schwätzer oder Spieler (sykotisch-syphilitisch). In den meisten dieser Fälle kann sich diese Reihenfolge umkehren und die Syphilis an die erste Stelle treten, wo Eigenschaften zwischen eingebildet, unverschämt und arrogant eine Rolle spielen. Es ist der „Abenteurer" unserer Tage, der Ausnutzer und Ausbeuter, dessen Verstand in dem Sinne trainiert wurde, jede Gelegenheit auszunutzen.

„Haughty", der **Stolze** und Hochmütige, ist eitel, eingebildet, arrogant, hochnäsig und ein wenig dünkelhaft. Er will befehlen und Einfluß haben. Dieses Symptom ist miasmatisch schwer zu klassifizieren, da ihm sowohl die Psora, wie die Sykosis, als auch die Syphilis als Basis zugrundeliegen kann. Und zwar im ersten Fall aufgrund seines Minderwertigkeitsgefühls, das er verstecken will, im Falle der Sykosis aus der Selbstüberschätzung heraus, die leicht zu den Symptomen führt, von denen anschließend die Rede sein wird, und wenn die Syphilis das Hauptmiasma ist, aus dem implizierten Wunsch heraus, andere zu belästigen oder zu beleidigen.

„Presuntuous" **eingebildet** oder anmaßend sind die Menschen, die sich prahlend hervortun, wobei meist nichts dahinter steckt. Es liegt nahe, daß hier die Sykosis überhand hat.

Der **Aufdringliche**, „impertinence" belästigt seine Umwelt mit Worten und Taten. Er verlangt und tut Dinge, die entweder unrealisierbar oder völlig unpassend sind, und dies auch noch quengelnd und mürrisch. Hier liegt natürlich eine sykotisch-syphilitische Mischung mit dominant syphilitischem Einschlag vor.

Zu dieser Symptomgruppe gehört auch der **Respektlose**, Unverschämte, „insolent". Dieser pflegt die Schwächen und Tabus gut erzogener Leute anzugreifen, und zwar mehr mit arroganten Worten als in seinem Verhalten. Auf diese Weise verhält er sich rücksichtslos, wobei wichtig ist zu bemerken, daß er nicht immer so ist. Der Hochmütige dagegen hat eine Grundtendenz zur Arroganz in sich; er ist deshalb aber keineswegs rücksichtslos, auch wenn dies naheliegen würde. Der Respektlose ist daher prädominant sykotisch.

Der Rohling oder **Brutale** „rudeness" ist unhöflich, brutal, aggressiv und verhält sich provozierend, in der Umgangssprache auch „Bar-

bar", der im allgemeinen eine syphilitisch-psorische Basis hat, die ihn in seiner gesamten Ausdrucksweise stets etwas aggressiv macht.

Das Symptom **heftig**, barsch, „abrupt" stellt eine mehr psorisch-sykotische Mischung dar. Die Syphilis tritt darin weniger offensiv auf, so daß das Verhalten weniger verletzend wirkt, ohne daß dies ganz unterbleibt. Die Reaktion ist spontaner und in feinerer Weise scharfzüngig.

Lassen Sie uns weitere Symptome analysieren: **besser durch Arbeit und Beschäftigung**, „ocupation amel", **geschäftig** „busy" und **fleißig** „industrious". Alle 3 Symptome erscheinen in der gelblichen Grundfärbung der Sykosis. Zweifellos können wir aber die jeweils herausragende miasmatische Färbung besser einordnen, wenn wir die Wortbedeutung genauer analysieren. So sehen wir zum Beispiel deutlich, daß der Vielbeschäftigte „busy", den deutlichsten Gelbton besitzt, da er von einer Spontanität ist, die der wahren Bedeutung des Symptoms am nächsten kommt. Diese Personen hören praktisch nie auf etwas zu tun, so, als ob sie eine Arbeitsneurose hätten. Für unseren Bereich können wir es vielleicht anschaulich mit dem Beispiel der überaktiven Frau beschreiben, die, wie ihre Freundinnen und Nachbarinnen sagen: „Sich keine Verschnaufpause gönnt", so daß man richtig müde wird, wenn man ihr dabei zusieht. Dieses Ausmaß an Aktivität hat bereits einen pathologischen Zug und kann leicht als nicht wirklich notwendig und praktisch nicht zielorientiert überführt werden. Dieses Symptom kann sich so zuspitzen, daß sich der Kranke durch seine Arbeit völlig ausgelaugt und erschöpft präsentiert. Wenn wir z. B. von einer Person verlangen, daß sie in einer bestimmten Zeit einen Lastwagen Sand ablädt, und sie tut es aufgrund einer Notwendigkeit, so können wir sie als im üblichen Sinne arbeitsam einstufen. Geschieht das gleiche aber ohne jede Notwendigkeit aus einem Arbeitszwang heraus, so liegt ein pathologischer Zustand vor; das Symptom ist dann intensiv gelb und zeigt bereits eine leichte orange Beimischung.

Der Fleißige, „**industrious**", ist der typische Arbeiter, der sich zu seiner alltäglichen gewohnten Beschäftigung noch weitere dazu sucht. In seiner Freizeit ist er z. B. Tischler, Klempner und Gärtner zugleich. Er erfindet sich immer neue Arbeit, und erledigt diese mit einem Engagement, das niemals über normale Arbeitsfreude hinausgeht. Außerdem sind im Gegensatz zum vorher geschilderten Symptom alle seine Arbeiten vollständig und gut geplant, und werden im Geist mit genauer Zielsetzung und Vorstellung ausgedacht, wozu er sich auch die entsprechende

Zeit nimmt. Es handelt sich um einen sykotischen Zustand mit grünlicher Färbung, das heißt mit etwas Psora.

Das Symptom: besser durch Arbeit und Beschäftigung „ocupation amel", könnte den Eindruck erwecken, daß es sich um dieselbe miasmatische Mischung wie beim vorherigen Symptom handelt. Zweifellos ist es für die miasmatische Anordnung ein wenig doppeldeutig. Aber wir müssen bedenken, daß immer auch Anteile des 3. Miasmas vorliegen, denn wenn die Beschäftigung nur mehr dazu dient, seine Instabilität zu beruhigen, fühlt die Person etwas Zerstörerisches in sich, wovor sie zu fliehen versucht, indem sie ihre Aufmerksamkeit auf Dinge konzentriert, die ihr eine solche Flucht ermöglichen oder erleichtern.

Ohne Zweifel hat auch dieses Symptom einen deutlich psorischen Einschlag. Es kann aber genau wie viele andere je nach seiner verursachenden miasmatischen Farbmischung variieren. So kann derjenige, dessen Zustand sich durch Arbeit bessert, vorwiegend psorische, sykotische oder syphilitische Anteile haben; es werden aber im oben genannten Symptom immer alle 3 Miasmen vorkommen, und zwar meistens in der vorher beschriebenen Form.

Um diese Symptomklasse, die sowohl dem einen als auch dem anderen Miasma zuneigen kann, noch deutlicher zu machen, wollen wir das Symptom — Eifersucht —, „jealousy", analysieren. Der **Eifersüchtige** kann prädominant psorisch sein, wenn er aufgrund seines Minderwertigkeitsgefühls von seiner Bedeutungslosigkeit überzeugt ist und so glaubt, daß für die, seine Eifersucht weckende Person jeder andere mehr darstellen könne und mehr wert sei als er. Hier handelt es sich um den komplexbeladenen Eifersüchtigen. Dieses Thema haben sowohl wir als auch Dr. PASCHERO aus Argentinien in einer Schrift behandelt. Letzterer hat die verschiedenen Formen der Eifersucht anschaulich und überzeugend am Beispiel von Calcarea dargelegt. Diese Abhandlung bzw. deren Lektüre wird zur Verdeutlichung des oben Besprochenen empfohlen. So gibt es Eifersucht verbunden mit Impotenz, die das Individuum aggressiv werden läßt und z. B. dazu bringt, seine Frau zu schlagen; weiter Eifersucht mit sexueller Erregung, wohlbemerkt: einer Erregung, die vielleicht nicht über diesen Zustand hinausgeht. Einleuchtenderweise erzeugt auch die Sykosis Eifersucht. Der Ehrgeiz des Sykotikers treibt ihn dazu, alles für sich in Anspruch nehmen zu wollen, und zwingt ihn zur Ablehnung der Möglichkeit, sein Liebesobjekt mit anderen zu teilen. Der Syphilitiker trägt die Eifersucht schon aufgrund seines tief zerstörerischen Kerns in sich, und äußert sie irrational und tobend, wie wir es von Arzneimittelbildern wie Lachesis oder Mercurius her kennen bzw. auch in Calcarea wiederfinden (Mercurius wird sehr berechtigterweise von PASCHERO angeführt). Eifersucht ist eher das Gefühl, aus der Zuneigung von jemandem verdrängt zu werden, die man genießen möchte bzw. das Gefühl, daß dieser jemand verpflichtet sei, die eigenen Gefühle zu erwidern. Ein Wörterbuch der Psychologie definiert Eifersucht als eine Gefühlssituation, die durch Neid charakterisiert ist, es ist, wie derselbe Psychologe es definiert, Kummer, Leid oder das Gefühl, das in einer Person hervorgerufen wird, die feststellt, daß jemand anderes das verfolgt oder besitzt, was sie sich selbst wünscht. Hierbei handelt es sich in dem affektiven Bild der Eifersucht nicht um eine bewußte Überzeugung, sondern die Handlungs- und Verhaltensweisen des Betroffenen werden von diesem als funktional und nötig gesehen. Das Neidgefühl kann viele Ursachen haben und muß nicht unbedingt aus einer Gefühlsbewegung heraus entstehen.

Dagegen ist der Egoismus mehr als nur eine Einstellung. Es ist nach psychologischer Einschätzung eine Haltung, die grundsätzlich darauf abzielt, sich persönliche Vorteile oder Befriedigung zu verschaffen, indem diese der Umwelt entzogen werden; im Repertorium zu finden unter: „selfishness". Die 3 zuletzt genannten Symptome sind wie das erstere jeweils allen 3 Miasmen zuzuordnen.

Lassen Sie uns ein wenig mit dem Gedächtnis beschäftigen. Ich gehe davon aus, daß es 3 Hauptrichtungen von Gedächtnisschwächen gibt: Das **schwache Gedächtnis**, „weakness", die **Vergeßlichkeit**, „forgetful", und die **Zerstreutheit**, „absent minded". Die Gedächtnisschwäche ist natürlich ein Mangelzustand, der vor allem — wenn auch nicht ausschließlich — der Psora zuzuschreiben ist, und außer der konkreten Erscheinungsform des Symptoms wohl keiner größeren Erklärung bedarf. **Zerstreutheit** „absent minded" ist ebenfalls eine Gedächtnisschwäche, die normalerweise die Aufmerksamkeit auf einen bestimmten Punkt, den die Psychologie als das Moment der Wahrnehmung oder Einbildung beschreibt, lenkt oder von diesem ablenkt. Fehlt aber die Aufmerksamkeit für die Umgebung, was deren Nichtbeachtung zufolge hat, so geschieht dies aufgrund der Sykosis, die das Individuum in einen Zustand flüchten läßt, in welchem es alles außerhalb sich selbst vernachlässigt. Wenn auch alle 3 Symptome der Psora angehören, so hat der Vergeßliche doch sehr klar die rote Farbe der Syphilis, da hier das Gedächtnis soweit gelitten hat, daß eine Art Lücke bzw. Diskontinuität vorliegt, als ob ein Einschnitt, ein Bruch oder die Zerstörung eines Gehirnteiles vorhanden ist, weshalb das Individuum vergißt, was es sagen wollte, wie das passende Wort lautet, wo die Straße ist, in der es lebt, wie es selbst heißt usw.

Lassen Sie uns in dem Zusammenhang 3 weitere Symptome untersuchen: Der **Geistesabwesende**, „absorbed-buried in thoughts", der **Sprachlose**, „stupefaction", und der **Ekstatische**, „ecstasy". Zur Beschreibung des ersteren genügt die Aussage des Repertoriums: Es handelt sich um den Menschen, der hartnäckig einen Gedanken verfolgt, und zwar in einer Form, die ihn von allem was ihn umgibt trennt, und seine Aufmerksamkeit nur auf diese oder diesen Gedanken lenkt, die ihn absorbieren. Dieses Symptom darf nicht mit der **Meditation** „meditation" verwechselt werden. Der Meditierende nutzt in erster Linie das Nachdenken bzw. die Versenkung für die geistige Auseinandersetzung mit dieser oder jener Angelegenheit oder damit verbundenen Ideen, um Lösungswege zu finden. Im Gegensatz dazu befindet sich der Geistesabwesende in einer Art Vorstufe zur Depression oder einfach zur Versenkung. Diese „Geistesabwesenheit" hat selbstverständlich eine psorische Basis, vor allem, wenn sie — wie im zuletzt beschriebenen Falle — im kontemplativen Bereich vonstatten geht. Wenn sie sich aber in Richtung Nostalgie oder Depression entwickelt, kommt ein Rot hinzu, das es Violett färbt.

Das folgende Symptom: **sprachlos** (vor Staunen, bei Überraschung), „stupefaction" hat trotz psorischer Grundlage sykotische Anteile, was dem Symptom die charakteristische Grünfärbung gibt. Diese Sprachlosigkeit ist, wie die Psychologie sagt, ein Reaktionszustand bzw. teilweiser Bewußtseinsausfall in der Reaktion. Es ist eine plötzliche Reaktion auf eine Situation, die das Individuum überrascht oder lähmt, die im allgemeinen aber rasch wieder verschwindet. Es ist wie eine plötzliche Gefühlsheftigkeit.

Die **Ekstase**, „ecstasy", schließlich ist die Aufhebung jeglichen willkürlichen Handelns und der Sinnesfunktionen, die den Zweck haben, alle Konzentrationen auf ein einziges Objekt zu richten. Wir erkennen deutlich den bemerkenswerten syphilitischen Anteil an der psorischen Grundlage, der die Rolle des dritten Miasmas bei diesem Symptom unterstreicht.

Wir erwähnten bereits, daß das Meditieren „meditation" dem erstgenannten Symptom sehr ähnlich ist. Die Meditation müssen wir mit **in-**

Gedanken-versunken, „brütend", „brooding", und mit in-Gedanken-ver-
loren „abstraction of mind", vergleichen. Wir wiesen schon darauf hin,
daß die psorisch veranlagte Konstitution quasi gezwungen ist, auf ein
oder mehrere Dinge, die für sie ein Problem darstellen, mit Rückzug in
die Meditation zu reagieren. Man kann dies auch als intensives Nachdenken bezeichnen, das der Person im allgemeinen einen mystizierenden Eindruck verleiht. Es ist in erster Linie ein psorisches Symptom.

Der **Gedankenversunkene**, über „Gedanken brütende", „brooding", benimmt sich, als ob er im Geist von Ideen geplagt würde, die
ihm keine Ruhe ließen. Das heißt, er befindet sich in einem sykotischen
Zustand von Instabilität und Bestürzung aufgrund eines Problems oder
mehrerer Angelegenheiten. Die **Gedankenverlorenheit**, „abstraction of
mind", meint eine momentane Beeinträchtigung, Leere oder Störung des
Gedächtnisses, die jegliche Verständnismöglichkeit zunichte macht und
daher die rötliche Farbe des dritten Miasmas hat. Selbstverständlich
haben alle diese Symptome einen psorischen Hintergrund.

„**Abusive**" ist eine Eigenschaft, die Menschen an den Tag legen,
wenn sie sich verletzend und beleidigend verhalten. Bei dieser Haltung
kann leicht Aggressivität aufkommen. Daher liegt diesem Symptom eine
rötliche Färbung mit einem gewissen psorisch-sykotischen Anteil zugrunde. Wenn dieser Zustand sich von der Psora etwas entfernt und sykotischer wird, entsteht das Symptom **geringschätzig**, „scorn", und wenn die
rötliche Farbe der Syphilis mehr zutage tritt, stoßen wir auf **Verächtlichkeit**, „contemptuous", die die offene Ablehnung gegenüber der Umwelt beinhaltet. Diese Symptomreihe, angefangen von „abusive", bestätigt die
Form, in der wir unsere linguistischen Nachforschungen gestalten. Da
wir in keiner Weise „allwissend" in dieser Materie sind, konsultierten
wir jede nur erreichbare Fachauskunft, und versuchten auf diese Weise
für die Zuverlässigkeit der Inhalte dieser Abhandlung Sorge zu tragen.
„Abusive" wörtlich: mißbrauchend, hat verschiedene Bedeutungen. Im
Englischen grundlegend zwei: die erste gleicht der spanischen Bedeutung: derjenige treibt Mißbrauch, der eine Sache oder eine Person vollständig ausnutzt, wie auch derjenige, der irgend etwas sinnentfremdet,
mißbräuchlich anwendet, etwas begehrt, hinterlistig und auch irrig bis
zur Ausbeutung. Es hat aber auch die Bedeutung von belästigen, verletzen, beschimpfen, schänden, beschmutzen, sich aufdrängen, kurz, eines
provozierenden, aggressiven Verhaltens, was genau mit der Bedeutung
übereinstimmt, die die Doktores FEO und SCARCHIOFFO dieser

Eigenschaft bei der Übersetzung der Geistessymptome gaben. Deshalb muß es als solches berücksichtigt werden. Es ist derjenige, der sich offensiv und ausbeuterisch verhält und als Nebenerscheinung noch folgende miasmatische Tönungen aufweisen kann: Im Fall der Sykosis **Geringschätzigkeit**, im Fall der Syphilis **Verächtlichkeit**.

Wenn wir dies mit noch weiteren Beispielen aus klassischen Nachschlagewerken veranschaulichen wollen, müssen wir die Wortbedeutung auswählen, die uns im Vergleich mit ähnlichen Symptomen am zutreffendsten erscheint und selbstverständlich nicht in der Aussage anderer Symptome enthalten ist. So wird zum Beispiel im englischen Wörterbuch von APPLETON der Mißbrauch „abuse" als betrügen, herabwürdigen, Gewalt anwenden, beleidigen, schmähen, beschimpfen, beeinträchtigen und schlecht behandeln definiert. „Abusive" wird mit mißbräuchlich, offensiv, beleidigend, ausfallend erklärt. Einige dieser Bedeutungen, die noch zum Geistes- und Gemütsbereich zu zählen sind, sind schon in anderen Symptomen erfaßt, wie z. B. betrügen in „deceitful". Zusammenfassend bleibt uns dann mißbräuchlich und vor allem verletzend und aggressiv übrig. Auf jeden Fall aber muß diese Eigenschaft als ein von der Person angenommenes Verhalten gesehen werden.

Die **Angst** „anxiety" ist vielleicht das Symptom, das in den meisten Arzneimittelbildern in verschiedener Form enthalten ist. Die Angst ist ein eminent psorisches Symptom. Wir haben aber auch schon ihr sykotisches Pendant in Gestalt der Furcht genannt, bzw. in der Syphilis in Gestalt der Panik. Die Angst kann als das Ergebnis des ersten Gefühls, das der Mensch bei seiner Geburt empfindet, verstanden werden. Sie tritt auf, wenn der Mutterleib verlassen wird, der für den Fötus quasi ein „Nirwana" darstellt, in dem er so gut wie ohne jede Anstrengung lebt. Wenn er dann nach außen „ins Leben tritt" und sich unaufhörlich anstrengen muß, um zu überleben, angefangen vom Bereichern seines Blutes mit Sauerstoff über die Nahrungsaufnahme bis zur Verdauung und Sekretion, wobei er ständig vielen Bewegungen unterworfen ist, so entsteht in ihm — natürlich auch aufgrund von aggressiven Umwelteinwirkungen — ein Gefühl von Ohnmacht und Ausgeliefertsein bzw. Unfähigkeit, das man exakt mit Angst übersetzen kann, mit dem, was einige Autoren als „Existenzangst" oder „Urangst" bezeichnen. Diese Angst ist unserem Geist unterworfen und lebt beim entsprechenden Reiz in verschiedener Form auf. So wird sie bei den Erfahrungen auftreten, die genau die Elemente enthalten, die am meisten zur Entstehung der ursprünglichen

Existenzangst beitrugen. Diese Angst wird manchmal auch fälschlicherweise als eine Art Ängstlichkeit definiert. Wenn sich das Objekt dann herauskristallisiert, das symbolisch die größte Unsicherheit unserer Existenz darstellt (eine Unsicherheit, die wir alle sowohl aufgrund unserer Todeserwartung als auch aufgrund der Möglichkeit unserer Zerstörung durch Umwelteinflüsse einschließlich unserer Nächsten haben), dann entstehen Furchtzustände: Furcht vor der Dunkelheit, Furcht vor der Einsamkeit, vor Geistern, vor Menschen, vor dem Bösen usw.

Wenn diese Existenzangst anwächst und in uns verbleibt, entsteht eine „chronische" Ängstlichkeit, die viel zerstörerischer ist, und daher auch eine deutlich rote Färbung bekommt. Aber in allen 3 Symptomen: in der **Angst**, „anxiety", in der **Furcht**, „fear" und in **der qualvollen Angst**, „anguish", wird die Basis immer von der Psora dargestellt. Bei der Furcht kommt ein beträchtlicher sykotischer Anteil hinzu. Wenn dieser weiter anwächst, entwickelt sich die Panik, auf die wir schon anderweitig eingingen. **Das Auffahren, das jähe Erschrecken**, „starting", ist ebenfalls sykotischer Natur. Bei der gewöhnlichen **Nervosität**, „restlessness", kommt aufgrund der Hemmung zu der Sykosis noch ein Teil Psora hinzu.

Lassen Sie uns noch etwas in der Betrachtung 3 weiterer Symptome verweilen, die sich eben wegen ihres miasmatischen Anstriches unterscheiden, der ihnen eine jeweils andere Bedeutung gibt: Die **Ungeduld**, „impatience", die **Eile**, „hurry" und **verzweifelte Hektik**, „despair". Alle 3 zeigen eindeutig die sykotische Gelbfärbung. Wir wollen aber festhalten, daß die Ungeduld bis zu einem gewissen Punkt eine umfassende und sehr vielschichtige Gefühlsäußerung darstellt. So können wir ungeduldig sein, ohne daß man es uns anmerkt; wir können ungeduldig warten, aber wir warten bis zum Ende, auch, ohne daß unsere Unruhe allzu deutlich wird. Die Ungeduld kann Minuten dauern, sich aber auch über Monate oder Jahre erstrecken, denn sie weist — auch wenn sie eine sykotische Basis hat und sykotischer Natur ist — immer eine Spur Psora auf. Hier darf natürlich nicht der Eindruck entstehen, daß die Psora immer als Bremse wirkt, auch wenn wir diesen Terminus manchmal benutzen, um diesen miasmatischen Zug zu kennzeichnen. Hier kann die Psora nämlich selbst die Ungeduld hervorbringen, da die Unsicherheit des Psorikers leicht dahin führt. Die Eile oder die Beschleunigung, die Überstürzung in den Bewegungen, kann leicht als ein prädominant sykotisches Symptom erkannt werden: Es ist der eilige, auffallende, exzessive

Mensch. Die verzweifelte Hektik, die Verzweiflung, hat den tragischen Anstrich des dritten Miasmas.

Lassen Sie uns hierzu die Definiton aus einem psychologischen Lexikon anführen: Verzweiflung „ . . . ist eine emotionelle Haltung, die in die Zukunft hineinreicht, sich durch Niedergeschlagenheit auszeichnet und zu Gedanken neigt, die Ungünstiges anzeigen mit intensiver affektiver Unzufriedenheit." Es ist der Mensch, der die Hoffnung verloren hat oder sich seine Hoffnungen selbst zerstört.

Lassen Sie uns nochmals zu Symptomen aus dem kognitiven Bereich zurückkehren. Die Art und Weise zu denken, ändert sich natürlich entsprechend der miasmatischen Anlage. So ist die Denkweise z. B. **meditativ**, nachdenklich „thoughtful", beständig und tiefgehend, wenn sie auf dem kalten Blau der Psora entsteht. Wenn dagegen die Sykosis beherrschend ist, stoßen wir entweder auf eine **leere, flüchtige,** „vanishing", oder **wechselhafte** „wandering" Prägung des Denkens. Wenn letztendlich die Syphilis dominiert, kommt es zu **quälenden, sehr unangenehmen peinigenden Gedanken,** „disagreable tormenting".

Aus dem intellektuellen Bereich können Symptome stammen, die als eindeutigen Hintergrund einen psorischen Mangelzustand erkennen lassen. So z. B. das Symptom **Konzentrationsschwierigkeit,** „concentration difficult". Dies bedeutet, daß es uns zwar einige Anstrengung kostet, uns zu konzentrieren, aber daß wir prinzipiell dazu in der Lage sind. Dabei handelt es sich um einen dominant psorischen Zustand. Wenn Sykosis oder Syphilis hinzukommen, haben wir **Verständnis- und Ausdrucksschwierigkeiten,** „dullness". Wenn wir von einem sykotischen Anteil sprechen, dann deshalb, weil dieses Miasma eine Vertiefung in Gedanken behindert, da die Überstürzung, die es charakterisiert, dem Denkvermögen schaden kann, und zwar weniger in seinem Umfang als in seiner Tiefe. Dieses Symptom kann natürlich auch von syphilitischer Färbung sein, da es in gewisser Weise das Vorzimmer der Geistesbehinderung darstellt. Die **Geistesverwirrung,** „confusion of mind", wäre genau genommen mehr der Sykosis zuzuschreiben, da die Verwirrung eher eine Tochter der Eile und Überstürzung ist, vor allem dann, wenn sie besonders stark zu bestimmten Gelegenheiten auftritt, wie es in den verschiedenen Subrubriken des Repertoriums gekennzeichnet ist, z. B. beim Erwachen, Gehen, Essen oder nach geistiger Anstrengung. Selbstverständlich kann dieses Phänomen auch hin und wieder mehr psorische bzw. syphilitische Tönung annehmen.

Betrachten wir 3 weitere Aspekte des Intellekts und die damit verbundenen miasmatischen Modulationen. In den folgenden Symptomen: „theorizing", **theoretisierend**, dann **Pläne schmiedend**, „plans making many" und **absonderliches Verhalten annehmen**, „attitudes assumes strange", erkennen wir deutlich Störungen der Geistestätigkeit, die von der Umwelt wahrgenommen werden. Denn ein Mensch, der sich häufig und fast manisch im Theoretisieren ergeht, enthüllt uns eine Veränderung des Geistes. Inhaltlich stellt dieses zweifellos nicht mehr dar als bloßes Gerede. Daher können wir das Symptom als vorherrschend sykotisch klassifizieren. Wenn er nicht nur theoretisiert, sondern auch verschiedene Dinge konkret plant, meditiert oder bestimmte Schlußfolgerungen zieht, gibt uns das — selbst wenn diese hypothetisch oder absurd sind — den psorischen konstitutionellen Zusatz zu erkennen. Wenn aber die Geistesstörung die gesamte Ausdrucksweise des Individuums (bis hin zu einem beträchtlich destruktiven Stadium) verändert hat und ein so befremdliches Verhalten vorliegt, daß es sich von der sozialen Umwelt und Realität, in der es lebt, absondert, liegt eine deutliche Verschiebung des miasmatischen Zustandes in Richtung Syphilis vor.

Lassen Sie uns zu einer anderen Gruppe von Geistesstörungen kommen und 3 weitere eng miteinander verknüpfte Symptome betrachten: Das Individuum **spricht mit sich selbst**, „talks to himself". Manchmal tut es dies mit Verstorbenen und gibt so zu erkennen, daß es sich bei seinem Zustand bereits um ein deutliches Ungleichgewicht handelt und der Betroffene sich von der Realität in bestimmtem Maße entfernt hat. Abgesehen von diesem Zustand verhält er sich aber normal. Wenn aber der Bruch mit der Realität größer wird und die Phantasie den Verstand mit irrealen Bildern durchsetzt hat, taucht ein noch sykotischeres Symptom auf, nämlich die **Halluzination**, „delusion", mit einer breit gefächerten Skala von Modalitäten und Formen. Wenn diesem Symptom noch eine stärkere rötlichere Tönung, also mehr Syphilis, beigemischt wird, entsteht das Symptom: **Delirium**, „delirium". Die Delirien treten ebenfalls in mannigfaltigen Formen auf, teilen uns aber alle mit, daß sich der Patient in absolut verwirrtem Bewußtseinszustand befindet, während die Halluzination ein Zustand ist, in dem dem Individuum noch halb bewußt ist, was um es herum geschieht. Es nimmt mit einem Teil seines Wesens, seines Fühlens und Bewußtseins noch wahr, daß die Vorstellung oder der Zustand, in denen es sich bewegt, falsch oder trügerisch ist. Die Halluzination ist psychologisch ausgedrückt eine anomale Interpretation des

Wahrgenommenen, etwa ähnlich einer Illusion, die uns zu Irrtümern führt, während das Delirium eine echte Umnachtung des Bewußtseins mit halluzinatorischen Inhalten bedeutet.

Letztendlich wollen wir die **Manie**, „madness", das **geistige Chaos**, „chaotic" und den **Wahnsinn**, Geistesstörung „insanity" analysieren. Selbstverständlich liegt allen 3 Symptomen eine Neigung zur Geistesstörung zugrunde. Wir meinen, daß der Terminus „Zerstörungsneigung" zutrifft, da alle genannten Zustände Symptome darstellen, die als solche eingeschätzt werden müssen, das heißt, bei denen die Möglichkeit krankhafter Veränderung besteht. Alle 3 haben einen rötlichen Anstrich, aber mit einem jeweils anderen Farbzusatz, der sie genau unterscheidbar macht. Die Manie ist ein geistiges Ungleichgewicht, das sich allerdings auf ganz bestimmte Themenbereiche bezieht, in welchen der Kranke dauerhaft und erregt verweilt. Miasmatisch sind diese Patienten als 3 — 1 — 2 einzustufen. Das geistige Chaos bezeichnet einen Zustand kompletter intellektueller oder geistiger Unordnung. Selbstverständlich folgt hier nach der 3 das zweite Miasma, was die Instabilität des Verstandes bzw. die Unfähigkeit hervorhebt, einen Gedankengang zu Ende zu führen. Der Wahnsinn bezeichnet eine Art destruktive Kombination aller 3 Miasmen, die den Betroffenen aufgrund seines Geisteszustandes aus seiner sozialen Umgebung ausschließt. Es ist der Zustand des vollständigen Ungleichgewichts, was auf jeden Fall das Übergewicht des dritten Miasmas, der Syphilis, anzeigt.

14. KAPITEL

Beispiel für die miasmatische Klassifizierung der homöopathischen Medikamente im Spiegel ihrer Symptomatologie

Das dreimiasmatische Lycopodium.

Calcium carbonicum als wichtigstes Homöopsorikum.

Pulsatilla und Thuja als wesentlichste Homöosykotika.

Mercurius als charakteristischstes Homöosyphilitikum.

Symbolische Darstellung der Medikamente durch verschieden-förmige Dreiecke, und die miasmatische Reihenfolge der durch sie produzierten Symptome.

Lassen Sie uns Lycopodium als Beispiel für ein ziemlich ausgeglichenes dreimiasmatisches Medikament wählen und die Symptome analysieren, die ihm im Repertorium von KENT zugeschrieben werden. Wir werden gleich im Anschluß die wichtigsten Symptome in 3 Kolumnen auflisten, wobei natürlich die Psora in der ersten, die Sykosis in der zweiten und die Syphilis in der dritten Sparte stehen. Wir fügen hinzu, daß es —wie bereits oben erwähnt—Symptome gibt, die aufgrund ihrer Doppeldeutigkeit ihren Platz eigentlich zwischen den Kolumnen haben müßten.

Wenn wir unsere Revision mit einem Symptom beginnen, das zu den Grundleidenschaften gehört, nämlich dem Zorn, stellen wir fest, daß dieses große konstitutionelle Medikament die 3 Modalitäten des Zorns in höchstem Grade erfaßt, das heißt sowohl die psorische als auch die sykotische und syphilitische:

Psorische Symptome	Sykotische Symptome	Syphilitische Symptome
Reizbarkeit	Zorn, Wut	Tobsucht und Zerstörungswut
schlechtgelaunt (1 — 3)	launisch, wechselhaft	ständiges abweisendes Verhalten
unzufrieden	jammern, auch im Schlaf	Wehklagen
traurig	bedrückt, gekränkt	niedergeschlagen, schwermütig, depressiv
Angst bzw. Furcht vor dem Alleinsein, dem Dunkeln und dem Tode	Furcht und Schreckhaftigkeit	Panik
weint leicht	lautes Weinen und Heulen	Wehklagen
Mangel an Ideen	Überfluß an Ideen	Schwachsinn
schwaches Gedächtnis	Zerstreutheit	Vergeßlichkeit
ängstlich	furchtsam	panische Angst
überbesorgt bzgl. des eigenen Seelenheils und Wohlergehens; beim Erwachen Wunsch nach Gesellschaft	eingebildet, dünkelhaft	Abneigung gegen Gesellschaft
Konzentration fällt schwer	überfließender Ideenansturm	geistige Depression
geistige Schwerfälligkeit nach geistiger Anstrengung	Abneigung gegen geistige Arbeit	Stumpfsinn
Ängstlichkeit	Aufdringlichkeit	Verächtlichkeit

Wie man sieht, sind bei Lycopodium wesentliche Eigenschaften oder Leidenschaften der Seele bzw. die wichtigsten psychischen Funktionen in seinem Arzneimittelbild vertreten, und zwar — wie oben aufgelistet — in miasmatischer Abstufung bzw. in Gestalt des Symptoms, das das jeweilige Miasma repräsentiert. Dasselbe gilt für die allgemeinen Symptome und die wichtigsten Modalitäten, z. B. hat Lycopodium Verschlimmerung sowohl während des Morgens als auch nachmittags, während der Dämmerung oder nachts. Desgleichen hat es deutliche Verschlimmerung durch Kälte, Wärme, Temperaturschwankungen, wie z. B. von Kalt zu Warm oder Wetterwechsel. Ebenso hat es Verschlimmerung bei Bewegungsbeginn, Besserung durch fortgesetzte Bewegung, Aversion gegen Bewegung überhaupt sowie allgemeine Besserung durch Bewegung. Lycopodium hat in seinem Arzneimittelbild außerdem Starrkrampf sowie tonische, klonische oder epileptische Konvulsionen, krankhafte Abmagerung sowie Fettleibigkeit und Marasmus, dazu Verschlimmerung, vor, während oder nach dem Schlaf, Schwerfälligkeit und Schlaffheit, Ohnmachten und Erschöpfungen.

Sowohl in den wichtigsten „besonderen" als auch in den wesentlichsten „allgemeinen" Symptomen hat Lycopodium alle psorischen, sykotischen und syphilitischen Modalitäten, sei es Abneigung gegen den Koitus, sexuelle Übererregbarkeit oder Impotenz, Atrophie der Geschlechtsorgane, verschiedenste gonorrhoische Ausflüsse sowie schankröse Geschwüre. Nachgewiesene Sterilität der Frau, wie auch Zysten oder Ovarien und Neigung zum Abort. Schwache und verspätete Menses bzw. häufige und schmerzhafte oder koagulierende und aussetzende Regel. Dazu Gebärmuttervorfall, Kondylome und Krebs. Verstopfung, Diarrhö oder blutige Entleerungen. Entleerungen mit unverdauten Speiseteilen, gußartige oder gänzlich verkrampfte Entleerungen, heller und mengenmäßig geringer Urin, aber auch genauso dunkler und reichlicher bzw. blutiger und fötider Urin. Ebenso wäßriger Urin, Urin mit Sediment, Eiweißen oder Zucker.

Bekannt ist, daß der Lycopodium-Patient sowohl verminderten wie auch vermehrten Appetit oder auch Abneigung gegen das Essen haben kann. Außerdem Druck- oder Quetschungsschmerz des psorischen Typs, genauso wie stechenden oder schießenden Schmerz des sykotischen Typs, wie auch brennenden oder reißenden Schmerz des syphilitischen Typs. Kälteempfindlichkeit und Blässe der Haut genauso wie gerötete und brennende bzw. wunde und geschwürige Haut. Weiter können

Erytheme und andere Hautverfärbungen auftreten sowie Warzen verschiedener Art, Kondylome und nässende Hauterkrankungen, Erysipele und destruktive Ulzerationen sowie Lupus.

Wenn wir auf diese Weise sehr sorgfältig die Pathogenese dieses großen Heilmittels erforschen, erkennen wir, daß seine Symptomatologie mit großer Sicherheit sowohl psorische als auch sykotische oder syphilitische Krankheiten zu heilen vermag. So können wir in der Klinik verschiedene Patienten finden, die alle der Symptomatologie von Lycopodium genauestens entsprechen, aber von unterschiedlicher miasmatischer Dominanz sind, also entweder grundlegend psorische oder sykotische oder syphilitische Anlagen haben, aber — wie gesagt — dennoch alle die Symptomatologie von Lycopodium widerspiegeln. Wenn wir nun sorgfältig alle pathogenetischen Erscheinungen dieses Medikaments entsprechend ihrer Zugehörigkeit zu der miasmatischen Charakteristik des Defektes, des Exzesses oder der Perversion auf die Waage legen und abwiegen könnten, würden wir sehen, daß dieses Heilmittel eine gleichgewichtige Menge von jeder dieser großen Diathesen aufweist. Daher können wir es nach eingehendem Studium als eines der größten dreimiasmatischen Medikamente definieren. Wir können sogar sagen, daß es das dreimiasmatischste aller Polychreste ist. Eben wegen dieser dreimiasmatischen Qualität ist es auch eines der am häufigsten indizierten Medikamente.

Neben Lycopodium haben wir folgende weitere Dreimiasmatika: Sulfur, ein Medikament, das sich ebenfalls durch ein fast gleichseitiges Dreieck auszeichnet; desgleichen Silicea und Natrium muriaticum. Weiterhin haben wir Sepia, Phosphor und Arsenicum album, die aber bereits weniger gleichgewichtig sind (sie sind vornehmlich syphilitischer Natur, auch wenn sie eine mit der Psora und Sykosis vergleichbare Wirkungsweise haben).

Als Beispiel für ein homöopsorisches Medikament gibt es für uns nur eine eindeutige Wahl, Calcium carbonicum, das diesbezüglich den 1. Rang einnimmt.

Die charakteristische Angst, die alle Krankheitserscheinungen des Calcarea-Patienten beherrscht, macht dieses Medikament zum absolut herausragendsten innerhalb der Homöopsorika. Alle seine Symptome tragen den blauen Anstrich der Hemmung, des Mangels und des Versagens. Immer herrscht die Psora vor, selbst bei Suizidneigung besteht in der ununterbrochenen Angst noch tiefe Nachdenklichkeit. Dasselbe gilt für die Haßgefühle, die der Calcarea-Patient zwar deutlich destruktiv und syphilitisch zeigt, die aber im Grunde von starker Hemmung geprägt sind. Es ist außerdem ein sehr heftiger oder lang andauernder Impuls nötig, um bei ihm eine Äußerung zu provozieren, die das Verbleiben in der einfachen Unlust überwindet. Der Calcium-Kranke ist in höchstem Grade überängstlich, vom Erwachen bis zum Schlafengehen, bezüglich seiner Gesundheit und seinen Krankheiten genauso wie hinsichtlich seines Seelenheils und seiner Zukunft. Dasselbe gilt für das Essen oder für alle Ausscheidungen. Er ist enorm furchtsam, ihm fehlt das Selbstvertrauen und er wirkt stets so, als ob ihm ein Mißgeschick widerfahren würde, oder als ob er schlechte Nachrichten erwarte. Aufgrund seines tiefen Minderwertigkeitsgefühls ist er äußerst entschlußlos. Seine uneingestandene Furchtsamkeit läßt ihn die Gesellschaft suchen. Sein Zustand verschlechtert sich, wenn er allein ist. Er neigt zur Ruhe, Langsamkeit und Depression. Reizbar und sensibel, wie er ist, wird er von Berichten über Grausamkeiten sehr beeindruckt. Seine gut differenzierbaren Furchtzustände, die seinen mangelnden Mut enthüllen, charakterisieren ihn eindeutig als Psoriker und nicht als Sykotiker. Er leidet unter folgenden Furchtzuständen: Furcht vor dem Tode, Furcht sich zu erschöpfen, den Verstand oder sein Glück zu verlieren. Er neigt zu beständigem Nachdenken. Lassen Sie uns ein weiteres Charakteristikum von Calcarea festhalten, das zu seiner miasmatischen Bestimmung beiträgt, und zwar was den Zorn anbetrifft. Der Calcarea-Patient ist als Psoriker zunächst grundsätzlich reizbar, an zweiter Stelle zornig, im letzten Grade zeigt er sich wütend oder tobend. Die überwiegend psorischen Anteile dieses Medikaments unterdrücken nämlich den sehr starken rötlichen syphilitischen Anstrich dieses Mittels, demgegenüber der sykotische Anteil wesentlich schwächer ist. Lassen Sie uns versuchen, das Zusammenwirken dieser Symptome zu verstehen: Wenn wir die miasmatische Zusammensetzung in Verhältniszahlen ausdrücken, so gliedert sich Calcium carbonicum in ca. 80% Psora, 13% Syphilis und knapp 7% Sykosis. So wird verständlich, daß der Zorn im Calcarea-Patienten leicht entfachbar ist, Reizbarkeit naheliegt und daß selbst Faktoren, die seinen Zorn stark stimulieren und geeignet sind, die syphilitische Seite des Patienten zu provozieren, meistens höchstens zu der Stufe einer andauernden und fast konstanten Reizbarkeit führen. Aufgrund der starken und kontinuierlichen Vorherrschaft der Psora, kann nur der stärkste Stimulus den Patienten zu Wut oder einem Zornesausbruch treiben, wobei allein der

Prozeß des Zornigwerdens durch die notwendigerweise zu überwindenden Widerstände soviel Energie verbraucht, daß dadurch die Wut des dritten Miasmas bereits abgeschwächt wird. Für den Haß und den Unwillen gilt das gleiche was oben für den Zorn angeführt wurde. Der Calcarea-Patient pendelt ständig zwischen diesen beiden Gefühlszuständen hin und her, die sich nur gradmäßig unterscheiden. Er ist übersensibel, aber schweigsam, und seine Nachdenklichkeit und Hartnäckigkeit lassen ihn leicht in syphilitische Angstzustände verfallen. Nur das Fieber, das bei ihm zwangsläufig überhöht ist, läßt ihn sykotischere Symptome produzieren. Dies können z. B. Halluzinationen sein, die zweifellos dem 2. Miasma zugeschrieben werden müssen, aber dazu Modalitäten produzieren, die zur Psora und Syphilis gehören, denn sie handeln in erster Linie von Toten, Mordgeschichten usw. und treiben den Patienten auf diese Weise in ein syphilitisches Delirium mit schrecklichen und grauenhaften Visionen, bis zum Wahnsinn, mit dem Drang, jemanden zu erstechen. Danach folgt eine Phase, in der er sich wieder fängt, verzweifelt ist und sich um sein Seelenheil sorgt, was natürlich die letzte Hoffnung auf Schutz ist, in die sich der Psoriker flüchtet.

Natürlich tritt die Grundlage der Hemmung und des psorischen Mangels auch im somatischen Bereich auf. Die Schmerzen, die er bei jeder Erschütterung empfindet, machen den Calcarea-Patienten langsam, gleichgültig und leicht erschöpfbar.

Er ist ständig darum bemüht, sich auszuruhen, sich hinzulegen und zu schlafen, ohne daß deshalb morgens sein Geist und sein Körper vollständig funktionsfähig wären. Immer fehlt es ihm an Kraft; er hat eingeschlafene Glieder, kalte Haut, eine starke Empfindlichkeit gegenüber Kälte und Feuchtigkeit, Erkältungsneigung und Ermüdung bei der kleinsten Anstrengung. Arbeit bringt ihn um; jeder kleinste Unfall, der ihm zustößt, erschreckt ihn über die Maßen. So wird er schon beim kleinsten Stich oder der geringsten Quetschung eines Fingers bleich, bekommt kalte Extremitäten und neigt zur Ohnmacht. Da Calcarea großen Einfluß auf alle Mangelzustände hat, ist es bekanntlich eines der besten Heilmittel hierfür sowie für andere Ernährungsdefekte, z. B. wenn der Organismus nicht mehr richtig assimiliert, wenn die Organe nicht ausreichend versorgt werden, die Knochen sich verbiegen oder deformieren und die Drüsengewebe aufgrund ihrer Mangelfunktion hypertrophieren und sich dann später wegen der syphilitischen und sykotischen Anlage des Heilmittels verhärten. Daher werden auch viele konstitutionelle Leiden wie

z. B. Rachitits, Anämie, Arthritis, Tuberkulose, Diabetes, Epilepsie und einige Krebsarten von der Symptomatologie dieses prädominant psorischen Medikaments abgedeckt.

Das wichtigste homöosykotische Medikament unter den Polychresten ist Pulsatilla. Für mich stellt es den Prototyp aller Homöosykotika dar, zum einen wegen seiner großen Symptomfülle, zum anderen natürlich wegen seiner miasmatischen Reihenfolge, dann wegen der Entwicklung seiner Läsionen und schließlich wegen seiner charakteristischen Modalitäten. Lassen Sie uns hier folgendes anführen: Die große Unbeständigkeit des Charakters, die typischen umherwandernden Schmerzen, überreichliche Ausscheidungen und deren Unterdrückung, wodurch Kondylomatosis entsteht. Bemerkenswerte Verschlimmerungen bei Wetterwechsel und im Verlauf des Tages. Lassen Sie uns als nächstes auf Thuja zu sprechen kommen, und zwar deshalb so ausführlich, weil es seit HAHNEMANN traditionell als das Heilmittel gilt, das die typischen Merkmale eines Homöosykotikums in sich vereint. Auch der berühmte Lehrer KENT bezieht sich an mehreren Stellen auf dieses Medikament, wobei er — wie es auch hinsichtlich anderer Medikamente der Fall ist — die gleichen Vorstellungen entwickelt, die ich von den Miasmen erarbeitet habe und in diesem Buche niederschrieb. Jahre nachdem ich meine Arbeiten festiggestellt hatte, lernte ich seine Aufzeichnungen mit großer Freude und Genugtuung kennen, und habe auch diese in hahnemann'schem Sinne auf verschiedenen internationalen Kongressen vorgetragen.

KENT sagt ziemlich zu Anfang seiner Arbeit über Thuja folgendes: „Der typische Thuja-Patient hat ein wächsernes, glänzendes Gesicht, das wie mit Fett bestrichen und häufig fast durchscheinend aussieht, was uns manchmal auch an Arsenicum erinnert. Der Schweiß ist charakteristisch, er riecht süßlich wie Honig, manchmal auch stark und stechend wie Knoblauch.

Von den Geschlechtsteilen geht ein durchdringender Geruch aus, der verbranntem Horn, verbrannten Federn oder verbranntem Schwamm ähnelt. Diese sonderbar strengen Gerüche finden sich besonders bei Feigwarzen an den Genitalien, die Thuja heilt." Im Anschluß daran erklärt Meister KENT, daß man bei der Sykosis manchmal eine besondere asthmatische Anlage findet, für die zunächst Arsenicum, ein tiefes chronische Mittel, das Simile zu sein scheint, das aber bei diesen Fällen nur als akutes Mittel, das heißt nur lindernd und bessernd wirkt, denn lediglich Thuja ist in diesen Fällen das chronische Heilmittel. Er

sagt wörtlich: „Arsenicum scheint für diese Symptome indiziert. Es lindert aber nur, bringt die Anlage aber nicht unter Kontrolle; es wirkt wie Aconit bei akuten Krankheiten und bessert nur vorübergehend. Die asthmatische Anlage und viele andere sykotische Leiden scheinen Arsen als Heilmittel zu fordern; dieses Mittel aber kann hier nur erleichtern. . ."
„Die sykotische Konstitution wird von Arsen nicht beherrscht. . ." „Bei Syphilis und Psora wirkt Arsenicum langanhaltend und rottet die Beschwerden mit den Wurzeln aus, sofern das Mittel den jeweiligen Symptomen entspricht; im Fall der Sykosis ist es kein Simile. Es deckt hierbei nicht alle Symptome ab, wie Thuja und Nat. sulf., welche die jahrelang unterdrückten ursprünglichen Krankheitszeichen wieder aktivieren." Etwas weiter äußert er folgendes — natürlich ebenfalls in hahnemann'schem Sinne —, was mir besonders wichtig erscheint: „Es gibt vermutlich vielerlei Arten von Absonderungen aus der Harnröhre, aber es gibt eine, die sykotisch ist, **und deren Unterdrückung zur Entwicklung eines Miasmas führt.**" In den Abschnitten davor und danach sagt er: „Thuja ist ein stark wirkendes Mittel, wenn Tiergifte z. B. Schlangengifte, Pocken oder Impfschäden in der Anamnese eine Rolle spielen. . ." „Demgegenüber kann eine Person die dieses Medikament einnimmt und dies vielleicht sogar wiederholt tut, ihr Leben lang Symptome von Thuja aufweisen. Man wird sie ihr Leben lang an dieses Miasma binden." Das will besagen, daß sich die Konstitution durch das homöosykotische Medikament Thuja in der Richtung auf die Sykosis hin verändert.

So wie Calcarea als prädominantes Homöopsorikum viele Formen von Angst in seinem Arzneibild zeigt, so ist Thuja als Homöosykotikum durch Zustände der Erregung und Halluzination charakterisiert (siehe Lexikon von CLARKE): Dem Kranken scheint, als ob ein Fremder an seiner Seite wäre, als ob Seele und Körper getrennt wären, als ob er unter dem Einfluß einer höheren Gewalt stünde, als ob sein Körper sehr dünn und zerbrechlich wäre, als ob sein Körper über das Bett verstreut wäre und er sich umherwürfe, um die Teile wieder zusammenzusetzen, als ob sein Körper aus Glas wäre, als ob ein Nagel in seinen Scheitel gedrückt würde; als ob eine Nadel in seinen Scheitel gestochen würde; als ob eine Nadel von innen und außen auf den Scheitel gestoßen würde; als ob sich die Stirn abheben werde; als ob ein Luftzug durch die Stirn ginge; als ob sich das Fleisch von den Knochen ablösen würde; als ob sich ein lebendes Tier in seinem Unterleib befinden würde; als ob etwas Nasses die Harnröhre durchliefe; als ob Tropfen auf seine Brust fielen; als ob seine Füße beim Gehen zu Holz würden oder als ob seine Glieder verlängert seien. Er kann auch eine große Leichtigkeit des Körpers fühlen oder in Wahnzustände geraten, in denen der Patient es nicht erlaubt, daß sich ihm jemand nähert oder ihn berührt. Er kann eine große geistige Unruhe entwickeln oder Angst vor der Zukunft, mit so großer Unruhe, daß er überall auf Schwierigkeiten und Abneigung stößt; Kleinigkeiten bereiten ihm große Sorgen; in seiner Überempfindlichkeit zeigt er so übersteigert Reaktionen, daß z. B. Musik bei ihm Weinen mit Zittern der Füße auslösen kann; weiter zeigt er fröhliche und geschwätzige Lebhaftigkeit, kann sich nur schwer von einem Gedanken losreißen oder spricht schnell und mißgelaunt. Er spricht oft hastig und ist immer in Eile und peinlich genau in Kleinigkeiten. Er glaubt, daß er nicht lange leben wird. Er ist übererregt und streitsüchtig. Beim Lesen oder Schreiben benutzt er falsche Ausdrücke. Aufgrund seines schnellen Sprechens verwirren sich seine Gedanken, er verschluckt ganze Wörter und ist unfähig nachzudenken. Selbstverständlich hat Thuja — wenn auch in geringerem Maße — auch einige psorische und syphilitische Symptome. So ist der Thuja-Patient zum Beispiel traurig und reizbar, schlecht gelaunt und pervers, bis zu Lebensüberdruß. Aber das Übergewicht der sykotischen Erregung ist offensichtlich. Auch in den allgemeinen Symptomen ist die vorherrschend homöosykotische Anlage erwiesen. Alle seine Manifestationen sind exzessiv und heftig. Z. B. hat er Zuckungen in Gliedern und Gelenken, Knakken der Gelenke beim Ausstrecken, Erschütterungen von Gliedern und Muskeln oder auch ein Gefühl der Leichtigkeit im Körper. Natürlich zeigt sich seine sykotische Anlage auch auf der Haut: Zunächst verhärtet sich diese, hypertrophiert und erweicht später. Er hat das Gefühl von Stichen an verschiedenen Körperstellen, die sich bei Wärme in reißende und pulsierende Schmerzen verwandeln. Er leidet besonders, wenn er starker Hitze ausgesetzt war. Seine Schwellungen sind entzündlicher Art mit Rötung; er vollführt chorea- und veitstanzartige Bewegungen. Die Symptome verschlimmern sich speziell am Nachmittag oder hindern ihn am Schlafen. Sie bessern sich durch Bewegung. Wenn ihn geistige Aktivitäten anstrengen oder er länger geistig tätig ist, tritt physische Erschöpfung ein. Nachts Pulsationen in den Arterien. Er hat Alpträume mit Visionen von Stürzen, Unfällen oder Toten. Pulsierende Schmerzen, die in jedem Körperteil auftreten können, verursachen Schwindel mit dramatischen Schmerzäußerungen. Manchmal ist nur eine Körperhälfte betroffen, dann beschreibt er die Schmerzen wie elektrische Schläge oder umherwandernde, flüchtige Attacken — alles typisch sykotische Symptome. ALLEN sagt in seiner Enzyklopädie, daß die Symptome morgens beim Erwachen oder während der Ruhe auftauchen, vorübergehend sind und sich häufig nach 3 Uhr morgens oder 3 Uhr nachmittags verschlimmern. Sie werden durch Ruhe erzeugt und verschwinden durch Bewegung oder frische Luft. Aufgrund der sykotischen Instabilität und Wechselhaftigkeit können sich die Symptome von einem Tag auf den anderen verschlimmern oder verbessern, manchmal allein durch lebhaftes Verhalten, viel Reden oder durch eine Mißstimmung. Dies ist begleitet von Lebensüberdruß, der Unfähigkeit irgendeine Aktivität auszuüben, und von seiner charakteristischen Unzufriedenheit. Bei den Homöosykotika fallen besonders Veränderlichkeit, Schwankungen und Widersprüchlichkeit der Symptome auf, die entsprechend häufiger als bei anderen Heilmitteln anzutreffen sind. So hat Thuja in seinem Symptombild sowohl den plötzlichen Drang beim Dunkelwerden zu schlafen als auch Schwierigkeiten beim Einschlafen. Auf diese Unruhe hin folgt der Wechsel von einem Traum in den anderen, wobei der Patient häufig klagend und jammernd aufwacht. Während der Träume äußert er — gemäß der sykotischen Anlage des Medikaments — verschiedene Arten von Lauten: Entsetzte, erschreckte, manchmal auch erregte oder wollüstige. Mitten beim Einschlafen kommt es ihm plötzlich so vor, als ob ein Stuhl mitten in seinem Bett stünde, den er vergeblich fortzubewegen versucht, wobei er keinen Ton hervorbringen kann. Manchmal überfällt ihn, sobald er die Augen schließt, Schlaflosigkeit mit Halluzinationen, die verschwinden, sobald er die Augen wieder öffnet. Sein Fieber, fiebrige Zustände und Schüttelfröste sind von Erschütterungen mit innerer Kälte und Durst begleitet. Diesen folgen unmittelbar Schweiße oder Schüttelfröste, und zwar oft mehrmals am Tage, aber besonders am Abend oder nur auf der linken Seite. Sein Schweiß ist manchmal so ölig, daß er auf der Wäsche gelbe und übelriechende Flecken hinterläßt. Diese Schweiße können mitunter auch nur nachts oder beim schnellen Gehen auftreten. Der Schüttelfrost bringt starke Erschütterung, allerdings begleitet von Gähnen (ALLEN, Handbuch) mit sich. Warme Luft erscheint ihm kalt und die Sonne erwärmt ihn nicht. Schon beim leichtesten Aufdecken, auch im warmen Zimmer, hat er Kälteschauer. Auch in allen folgenden Symptomen ist die sykotische Zusammenhanglosigkeit, Veränderlichkeit und Instabilität zu erkennen: z. B. kalte Hände bei intensivem Wärmegefühl im Gesicht; Schüttelfrost mit Krämpfen bzw. kalten Händen am Abend bei starker geistiger Anstrengung. Weiter: Durst und Schwindel und Blutwallungen mit Herzklopfen beim Treppensteigen, das häufiges Ausruhen erfordert. Wallungen, oft jede Nacht, mit Klopfen in den Händen bei jeder Bewegung. Jede Nacht Schweiße an allen bedeckten Körperteilen, sofort nach dem Einschlafen. Manchmal tritt der Schweiß bevorzugt an den Füßen oder an engumgrenzten Körperregionen auf, manchmal mit scharfem, oft mit intensiv fötidem Geruch.

Natürlich tritt die Sykosis am deutlichsten bei den Geweben zutage und gibt somit Zeugnis von den so auffallenden Besonderheiten des 2. Miasmas. Warzenförmige Auswüchse an verschiedenen Körperteilen, besonders stark an den Händen. An den Extremitäten rote juckende Flecken, Höcker, Knoten oder ein Gefühl, als ob eine Warze vorhanden wäre. Kondylome und Knötchen in der Leistengegend oder in der Nähe des Anus, die bei Berührung schmerzen, bluten, mit stechenden Schmerzen beim Gehen. Dieses Stechen ist veränderlich und auch brennend und tritt an verschiedenen Körperteilen, besonders aber auf der linken Seite auf. Flohstichartige Flecken am Abdomen, Rücken und anderen Körperteilen. Selbst der psorische Juckreiz erhält noch die prädominant sykotische Modalität dieses Medikaments, der — wie uns ALLEN berichtet — von „stechender" Art ist und an den verschiedensten Körperteilen anzutreffen ist. Die Warzen können gestielt oder ungestielt, röhrenförmig, hart, schwarz oder flach auf weiß-blauem Grund sein. Weiterhin sind Schwielen und Furunkel, braune, schmutzige, dunkle oder rote Flecken bis hin zu Pusteln keine Seltenheit. Fast alle Hautsymptome werden durch Berührung gebessert. Auf diese Weise können wir bei allen Symptomen von Thuja den exzessiven, ausufernden und veränderlichen Charakter dieses großen Homöosykotikums nachweisen, bei dem natürlich allen Symptomen in irgendeiner Form die Sykosis zugrundeliegt. Dies gilt selbstverständlich auch für die besonders auffallenden Symptome von Thuja. So sind z. B. die charakteristischen Entleerungen gelb, wäßrig und sehr geräuschvoll, manchmal so explosiv, als ob man eine Flasche entkorken würde. Selbstverständlich ist dies mit aller nur erdenkbaren Theatralik verbunden. Die Entleerungen sind anstrengend und bringen Kurzatmigkeit, erschwertes Atmen und Angst mit intermittierendem Puls mit sich. All dies ist noch mit einem stechenden Rückenschmerz verbunden, als ob vom Magen ein Dolch nach außen gestoßen würde, zusammen mit dem Gefühl, daß dort die Durchblutung nicht funktioniere und dadurch ein schnelles Abmagern verursacht würde. Andere Patienten beschreiben den Entleerungsvorgang mit folgenden Worten: „Als ob glühendes Blei das Rektum passieren würde. Der brennende Schmerz hält den ganzen Tag an!" Wenn wir hier Spuren des dritten Miasmas zu entdecken meinen, müssen wir berücksichtigen, daß dies nur Gefühle sind, denn die Sykosis, die alle Empfindungen beeinflußt, läßt dem Kranken in seiner Sensibilität die Fehlfunktion viel drastischer erscheinen, als sie wirklich ist. So kann man weder Wundheit noch eine Verletzung feststellen, die dieses Symptom oder das Anhalten des intensiven Gefühls über den ganzen Tag erklären könnte. Außer diesen Empfindungen treten Hämorrhoiden auf, die auch entzündet sein können, einschließlich Fissuren und Fisteln am Anus, die in der Gegend des Rektums ebenfalls stechende und brennende Schmerzen verursachen können.

Fast immer hat der Thuja-Kranke auch Symptome an den Genitalien, und zwar besonders auf der linken Seite, oft mit reichlichen, süßlich-stinkenden Schweißen verbunden, die die Wäsche gelb färben. Außerdem Kondylome an Glans und Präputium, die eine Flüssigkeit absondern, wie von pseudoschankrösen Geschwüren, Entzündungen des Präputiums und rote, gestielte oder blumenkohlartige Kondylome, die rund um die Glans entstehen, nach altem Käse riechen und Sekretionen wie bei alten Gonorrhöen absondern. Anhaltende und quälende Erektionen mit stechenden Schmerzen in der Urethra und zwangsläufig mit einem unwiderstehlichen Drang zur Onanie, der auch während des Schlafes anhält und mit Pulsationen und einem Beengungsgefühl in der Urethra verbunden ist. Der Samen ist von aufdringlichem Geruch. Ausfluß und Prostataleiden prägen den Thuja-Patienten genauso wie Blennorrhagie und Gonorrhö. Die Miktion kann unterbrochen sein, der Ausfluß ist gelb-grün oder wäßrig und reichlich und erneuert sich nach jedem Koitus mit ziehenden Schmerzen in den Samensträngen und Hoden. Bei den Frauen treten schleimig-grüne Ausflüsse auf und — genauso wie beim Mann — alle Arten von Auswüchsen an den Genitalien. Die Schmerzen sind wie Bisse, die Vagina ist extrem sensibel, die Regel verfrüht, wobei es vor der Regel zu Erregungen kommt, die mit Pulsationen der Arterien, Bauchschmerzen, Ohnmachten und reichlichen Schweißen einhergehen. Während der Regel herrscht eine große Ermüdbarkeit mit krampfartigem Weinen und großer Unruhe der Beine. Nach der Regel Müdigkeit, Schlaflosigkeit, Alpträume, leichte Schwindelanfälle und Zahnschmerzen. Bemerkenswerterweise bewegt sich der homöosykotische Fötus der Thuja-Frau „so heftig", daß sie „mit Blasenschmerzen, intensivem Harndrang und Schmerzen im linken Ileosakralgelenk erwacht, die bis in die Leistenbeuge ausstrahlen (CLARKE).

Hiermit haben wir noch einmal mit Hilfe der Materia Medica die Charakteristiken des sykotischen Miasmas verdeutlicht: Den Exzeß, die Ausuferung, die Instabilität, die Tendenz zur Flucht, die Flüchtigkeit und die abnorme Produktivität dieser 2. großen Diathese HAHNEMANNs.

Das große Homöosyphilitikum Mercurius führt eindeutig die Syphilis an erster Stelle, gefolgt von Psora und abschließend etwas Sykosis. Natürlich vereinigt dieses Medikament die charakteristischen Merkmale des dritten Miasmas in sich: Zerstörung, Rückzug, Perversion, Spasmus, das Geschwür und das Absterben. Was Geist und Gemüt angeht, erreicht das Gefühl, das die Psychologen Existenz- bzw. Urangst nennen und das besser existentielle Ängstlichkeit heißen müßte, seinen höchsten Grad; es entsteht echte Angst oder mit anderen Worten Furcht in ihrem stärksten Ausdruck, nämlich Furcht um sich selbst. Diese Furcht nimmt den Patienten so sehr gefangen, füllt ihn so vollständig aus, ohne nachzulassen, daß sie ihn all seiner Stützen beraubt, ihn in ein lautloses Schreien ausbrechen läßt, um Hilfe bitten läßt — was er vielmehr letztendlich doch nicht tut.

Selbst wenn er bitten würde und Hilfe erhielte, wäre es nutzlos, da er als Mensch in seinem Herzen, in seiner Seele und seinem Innersten — wie es die Materia Medica nennt — in ruheloser und unerträglicher Einsamkeit verharren würde. Er hat große Angst, so als ob er ein Verbrechen gegangen hätte, was ihn ruhelos von einem Ort zum anderen treibt, ihn sich wie verrückt oder wie geschlagen fühlen läßt oder in einer diffusen Ängstlichkeit gefangen hält, ohne daß er um die Gründe weiß; „es ist ein unerklärliches und unerträgliches Gefühl inneren Unwohlseins, was ihn aggressiv erscheinen läßt" (HAHNEMANN). Er glaubt ein Martyrium zu erleiden, ohne sich erklären zu können, was er genau fühlt. Auf diese Weise befindet er sich immer in einem Zustand von Angst und Unruhe, der sich nachts noch verschlimmert, so als ob er den Tag über nicht bei Sinnen gewesen wäre. Er glaubt, ohnmächtig zu werden bzw. zu sterben und hat gleichzeitig Geistestrübungen mit Halluzinationen. So sieht er z. B. das Wasser farbig, sagt absurde Dinge, zeigt absurde Verhaltensweisen, wie z. B. daß er in einer warmen Nacht den Kamin oder in allen Ecken Lichter anzündet. Er kann auch allem gegenüber einfach gleichgültig sein oder keinen Appetit haben oder reizbar, barsch und trotzig sein, und mit der ganzen Welt Streit suchen. Er verträgt keinen Widerspruch, klagt unaufhörlich und ist unfähig zu ruhigem Nachdenken. Verlust der Erinnerungsfähigkeit und des Willens prägen den Kranken genauso wie Delirien und Wutausbrüche mit manischen Attacken oder Geistesstörungen, Bewußtseinsverlust, Sprachverlust und der Horror vor allem Flüssigen. Er glaubt, daß er stirbt, gehorcht niemanden und weiß manchmal nicht, wo er sich befindet. Es überfällt ihn eine große Traurigkeit, in der er sich selbst für einen armen Teufel hält, der es nicht wert ist, zu leben. Er ist mißtrauisch und glaubt in jedem seinen schlimmsten Feind zu erkennen. Er ist unzufrieden mit sich selbst und zeigt Abneigung gegen alles, auch gegen die liebsten Dinge. Er wünscht zu sterben. Oft liegt der Befund einer beträchtlichen Geistesstörung vor, so daß er uns z. B. seine Krankheitsgeschichte nicht selbst darstellen kann. Manchmal weiß er nicht einmal mehr, wie alt er ist. Seine Sprache ist schleppend, er spricht die Worte unvollständig aus, spricht monoton oder kann vor lauter Verwirrung nicht lesen. Sein Denkvermögen ist derart angegriffen, daß er sich irrt und völlig zerstreut ist. Die Syphilis macht seinen Verstand aggressiv und treibt ihn zur Selbstzerstörung. Deshalb rechtfertigen die genannten Symptome seine Zuordnung zum dritten, destruktiven Miasma vollständig, wobei ihre Darstellung in der Materia Medica sehr treffend ist. Lassen Sie uns in diesem Zusammenhang auf das verweisen, was ALLEN über Thuja sagt: „Die Denkschärfe ist angegriffen" und weiter: „er verliert seinen Willen auf charakteristische Weise" „. . . verliert die Erinnerungsfähigkeit, vergißt Namen von Personen und Orten." Die Symptome präsentieren sich uns wie Ausfälle in der Geistestätigkeit, worin wir das zerstörerische Element des dritten Miasmas wiedererkennen. Hierzu zählen sowohl die Suizidneigung als auch der Wunsch zu töten. Bei Müttern finden wir folgendes Symptom: Will ihr Kind ins Feuer werfen. Die zerstörerische Lebensweise des Mercur-Patienten, die ihn selbst zur Verzweiflung führt, ist offensichtlich.

Im physischen Bereich und auch im allgemeinen findet Verschlechterung natürlich durch Wärme und in der Nacht statt. Die Schmerzen sind ziehend, reißend, bohrend und geschwürig. Es kann eine schwere Anämie mit Degeneration der Erythrozyten oder der Blutplättchen entstehen, Wunden heilen langsam, Neigung zur Eiterung, fötider Geruch des ganzen Körpers, Neigung abzumagern. Tendenz zur Kachexie, Deformation des Skeletts, Neigung zur Zellulitis und zum Anschwellen verschiedener Körperteile, zur Erweichung der Knochen, Periostitis und

Nekrose. „Die Karies", sagt ALLEN, „befällt Knochen und Gelenke. Der Kranke hat Exostosen, Anfälle heftigen Zitterns, Sehnenspringen, verschiedenartigste Konvulsionen einschließlich epileptischer, verschiedenste Lähmungen, Paralysis agitans, reichliche Sekretionen, die aber nicht erleichtern." M. E. ist die Beschreibung eines konvulsiven Stadiums von Mercurius anschaulicher, als eine weitere Aufzählung von Symptomen (ALLEN): „Er verfällt beim Abendwerden in einen Krampfzustand, wobei er laute Schreie von sich gibt; vollständiger Bewußtseinsverlust, wobei der Körper hin- und hergeworfen wird; alle Muskeln sind aktiv, der Kopf kreist so, als ob er nach hinten, nach vorne und von einer Seite zur anderen geschleudert würde. Die Augenlider öffnen und schließen sich, die Augen rollen hin und her. Nasenflügel und Mundwinkel ziehen sich zusammen und verzerren das Gesicht. Der Unterkiefer bewegt sich vor und zurück; alle Glieder bewegen sich unwillkürlich, und zwar sowohl zusammen wie auch einzeln, so als ob jeder Muskel für sich springen würde. Auf diese Weise wird der Kranke in jeder Richtung geschüttelt, was so weit gehen kann, daß er aus dem Bett geworfen wird." Wie man sieht, handelt es sich um einen echten syphilitischen Krampfzustand. Es ist weder die einfache, kalte spastische Zuckung der Psora mit kleiner syphilitischer Beimischung wie bei den Krämpfen oder Konvulsionen von Calcarea, noch der plötzlich auftretende Schüttelkrampf, den wir bei der Chorea von Thuja sahen. ALLEN präzisiert den oben genannten Zustand noch, indem er sagt, daß Mercurius bei Zuständen von Chorea nicht so sehr wegen dieses Bewegungssymptoms hilft, sondern vielmehr wegen des Allgemeinzustandes und der Kachexie des Kranken.

Der Mercur-Patient ist vollständig verkrampft, jeder einzelne Muskel, alle Körperregionen, das Individuum in seiner Gesamtheit. Lassen Sie uns an dieser Stelle nochmals die Charakteristiken der Miasmen wiederholen: Die Psora hemmt, verzögert oder schwächt jede Körperfunktion, die Peristaltik ist mangelhaft und langsam, die Geistestätigkeit ist träge. Bei der Sykosis ist die Bewegung beschleunigt, alle Körperfunktionen sind exzessiv, wozu auch bei Geist und Gemüt die Neigung zur Ausuferung und zum Auffallen zählt. Bei der Syphilis zeigt sich die Zerstörungsneigung des Verstandes und die Perversion unter anderem in der Destruktion von Geweben, in der Degeneration von Zellen und in spastischen Bewegungen.

Für den Mercur-Patienten ist es unheimlich schwer, zur Ruhe zu kommen. Der Schlaf wird durch jähes Auffahren und kürzere bzw. längere Alpträume gestört und unterbrochen. Er erwacht schreiend und weinend, bis er seine Sinne wieder beisammen hat. Auf jeden Fall ist der Schlaf unruhig und von dauernden Bewegungen begleitet. Am Morgen überfällt den Kranken eine Schlaffheit, die ihn fast am Aufstehen hindert. Seine Träume sind schrecklich: Vom Einschlafen an bildet er sich ein, daß ihn jemand anspricht, was ihn in einen Zustand von Angst mit Herzklopfen versetzt. Lebhafte Träume oder Alpträume von bestimmten Personen, die ihm so echt erscheinen, daß man ihn beim Erwachen nur sehr schwer davon überzeugen kann, daß die „Traumdarsteller" nicht in Wirklichkeit existieren. Wenn die Träume erotischer Natur sind, sind sie von Erektionen begleitet, die seine Gefühle in Ungewißheit halten und ihn peinigen.

Bekanntlich hat dieses Medikament — wie auch KENT betont — eine große Affinität zu den Drüsen, von der man ein weiteres Charakteristikum dieses Heilmittels ableiten kann, nämlich die Neigung zu Drüsenverhärtung und zur geschwürigen Degeneration dieser Organe. Die Geschwüre, die es produziert, sind häufig stechend und brennend, auf einer bräunlichen oder fettigen Basis. Es hat den Anschein, als ob sie mit weißer Asche oder mit einer Schicht Schweineschmalz überzogen wären. Manchmal ähneln sie auch einem Diphtherie-Exsudat oder käseartigen schankrösen Ausflüssen. Wir halten weiterhin fest, was KENT sehr deutlich macht: „Es besteht genügend Ähnlichkeit mit diesem Phänomen, um diese Art von Geschwüren mit Fällen der miasmatischen Reihenfolge Psora-Syphilis-Sykosis in Verbindung zu bringen." Er sagt weiter: „alle drei Miasmen sind beteiligt, im Fall von Mercurius aber selbstverständlich mit dem dritten Miasma an erster Stelle."

Es erscheint uns unnötig, viele merkwürdige bzw. besondere Symptome von Mercurius aufzuzählen. Folgende Symptome aber ragen heraus: Haarausfall, nässende Eruptionen, die den Haarausfall verursachen, Berührungsschmerz oder Entzündungen mit Schwellungen und destruktiver Tendenz. Alle Symptome sind von der Dominanz des dritten Miasmas geprägt. Dies gilt genauso für Augen, Knochen, Nase und Ohren, wie für die eitrigen und fauligen Ausflüsse und die katarrhalischen Zustände der Atemwege, des Rektums, der Vagina und Urethra. Hierzu gehören ebenfalls die fötiden Sekretionen, die ekelerregenden Gerüche, das erdfarbene, geschwollene oder bleiche Gesicht, das aber auch schwarzblau oder totenblaß sein kann, und der stupide Gesichtsausdruck.

Dazu Fissuren und Geschwürsbildung an allen Körperteilen, Muskelatrophien, Drüseninfarkte, leichte Reizbarkeit aller Schleimhäute und Perversion des Appetits. Dazu ALLEN: „Gefräßigkeit, obwohl er weiß und fühlt, daß es kein echter Hunger ist." Weiter: „brennende Schmerzen, Tenesmus aller Sphinkter, Entzündung der Eingeweide und Bauchorgane, Ausflußneigung, chronische Entzündungen von Leber, Appendix, Därmen und anderer Organe, mit schmerzenden und sehr unangenehmen Entleerungen, Destruktion von Parenchymen, große Geschwüre an männlichen und weiblichen Genitalien und trotz sexueller Erregung und erhöhter und pervertierter sexueller Leidenschaft Verlust der Potenz. Ansonsten: Reichliche Menstruation mit Gerinnseln bzw. scharf oder überlang dauernd, Metrorrhagien mit Gerinnseln; Zittern der Hände, die den degenerativen Zustand einer Paralysis agitans ankündigen, die gewöhnlich an der rechten Hand beginnt und besonders dann auftritt, wenn der Patient schreiben will. Die bisher genannten Ausführungen reflektieren einmal wieder die von HAHNEMANN genial beschriebenen und erläuterten Phänomene, wie hier der Destruktion bzw. Perversion und der Beherrschung des Menschen durch das dritte Miasma, wie wir es letztendlich auch in der Pathogenese dieses Arzneimittels bestätigt finden.

Die Darstellung der Medikamente in der oben beschriebenen Form ist geeignet, jeden Zweifel an den Charakteristiken zu beseitigen, die HAHNEMANN jeder seiner 3 großen Diathesen zuordnete und die korrekterweise als „chronische Miasmen HAHNEMANNs" bezeichnet werden und für den Arzt das wichtigste Fundament einer echten Menschenkenntnis sind.

Aus dem bisher Ausgeführten ist auch erkennbar und ableitbar, daß jedes Medikament — um so mehr, wenn es sich um ein konstitutionelles Medikament handelt — gut in der Form eines Dreiecks beschrieben werden kann, dessen Seiten jeweils ein Miasma repräsentieren. Es gibt fast gleichseitige Dreiecke wie im Fall von Lycopodium, andere sind gleichschenklig, wenn 2 Miasmen zu etwa gleichen Teilen vorliegen. Alle anderen Dreiecke sind ungleichseitig und haben verschiedenste Proportionen, je nach den homöopsorischen, homöosykotischen oder homöosyphilitischen Anteilen, die mit ihren vielfältigen Wirkungsmöglichkeiten verbunden sind. Lassen Sie uns nochmals wiederholen, daß die Medikamente von sich aus nicht miasmogen sind, daß sich aber ihre Symptomatologie oder Pathogenese natürlich in Entsprechung mit einer oder mehreren hahnemann'schen Miasmen entwickeln.

15. KAPITEL

Eugenik und Miasmen

Ein Aphorismus von H. G. PEREZ lautet: „Es reicht nicht aus, das einzelne, kurzlebige Individuum zu retten, viel wichtiger ist die Rettung der gesamten Menschheit."

Kurze Betrachtungen über die Wesenselemente des menschlichen Seins.

Ausreichende Versorgung des Menschen aus eugenischer Sicht.

Die Kunst als höchste Ausdrucksmöglichkeit des Menschen.

Zielrichtung der Eugenik: Weitestgehende Beseitigung miasmatischer Belastungen.

Die relative Schuldfähigkeit des „Verbrechers", und das Sträfliche an der unnatürlichen Medizin.

Anwendung der Miasmalehre in der pränatalen Prophylaxe und Genetik

Eine der Hauptsorgen aller Ärzte und Biologen ist die Prophylaxe. Leiden vorzubeugen und zu versuchen, sie zu vermeiden, um von ihnen nicht befallen zu werden und ihre Folgen nicht erleiden zu müssen, ist zweifellos ein dem Menschen adäquates Streben. Mit noch größerem Recht muß die Vorbeugung daher auf die Nachkommen der Menschen ausgedehnt werden. So muß jeder eugenische Ansatz genutzt und gefördert werden.

Die Eugenik widerspricht also der Miasmalehre nicht, da wir von dem Anspruch von deren universellen Gültigkeit und absoluten Wahrheit ausgehen und entsprechende Anwendungsmöglichkeiten voraussetzen. Wir stellen fest, daß die Eugenik mit der hahnemann'schen Miasmalehre aufs engste verbunden ist. Den Menschen heilen, bedeutet nicht nur, ihn von seinem gegenwärtigen Leiden befreien oder dieses lindern, sondern heißt auch, soweit wie überhaupt möglich, Leiden zu verhüten und zu vermeiden.

Lassen Sie uns einen weiteren Aphorismus von H. G. PEREZ zitieren: „Es reicht nicht aus, das einzelne, kurzlebige Individuum zu retten, viel wichtiger ist die Rettung der gesamten Menschheit." Der Mensch als allgemeines Wesen muß dem einzelnen übergeordnet werden, da dieser nämlich immer, auch wenn er noch so hervorragende Qualitäten hat, gegenüber der Menschheit als Ganzes ein einzelner bleiben wird und weil seine Besonderheit ebenso vergänglich ist wie seine individuelle Existenz. Umgekehrt sind die Wesenselemente der gesamten Menschheit diejenigen, die überdauern müssen. Sie bestehen in der beständigen Wiederholung von Eigenschaften, die allen Individuen dieser Spezies gemeinsam sind und sie definieren. Aufgrund dieser gemeinschaftlichen Qualitäten wird die Gruppe, das heißt die Spezies oder Art identifiziert, definiert und beurteilt.

Um diesen biologischen und medizinischen Zielen zu entsprechen, wird der Mensch zum Gattungswesen. Jede analytische Arbeit führt uns — wenn wir sie für abgeschlossen oder wenigstens für soweit wie möglich realisiert halten, soweit uns die Beweise und beobachteten Fakten Gewißheit erlauben — zur Synthese. Für die Medizin heißt das, daß wir in diesem Zusammenhang zwangsläufig zur allgemeinen Pathologie gelangen, das heißt zur Betrachtung der allgemeinen Phänomene der Krankheit, zu dem, was allen Menschen gemeinsam und für sie charakteristisch ist, wenn sie krank sind. Mit „allen Menschen gemeinsam" soll etwas ausgedrückt werden, was alle Menschen an sich haben, und mit „charakteristisch" ist die Verquickung der Phänomene und Qualitäten gemeint, die die Menschen während dieser Lebensphase auszeichnen. Diese Umstände zusammen bilden die sogenannte Krankheit. Auf dem gleichen Wege gelangt man zur allgemeinen Klinik und zur allgemeinen Therapie. Die Eugenik ist der Zweig der Biologie, der uns die notwendigen Kenntnisse dazu verschafft, den Menschen als Gattungswesen die besten Möglichkeiten zu sichern, fortzubestehen oder als Spezies auf der Erde zu bestehen, für die besten Entwicklungsmöglichkeiten Sorge zu tragen, worunter wir die größtmögliche Verwirklichung der Fähigkeiten und Neigungen des Menschen als Gesamtgruppe verstehen.

Lassen Sie uns einmal überlegen, welche Merkmale bzw. Besonderheiten wir dem menschlichen Leben zuordnen können. Wem hierzu die Frage einfällt, warum der Mensch lebt, Lebensaktivität besitzt, so ist die Antwort darauf, daß wir dies bei einer großen Menge anderer Lebewesen auch finden, angefangen bei den Pflanzen. Wenn uns als weitere Besonderheit nur die Möglichkeit des sofortigen selbstgewählten Ortswechsels einfällt, so müssen wir zugeben, daß diese Möglichkeit auch den Tieren zur Verfügung steht und diese uns dabei in sehr vielen Fällen in den Schatten stellen. Versuche, die diesbezüglich unzählige Male durchgeführt wurden, lassen den Instinkt der Tiere auf einer Ebene erscheinen, die der Mensch offensichtlich nie erreicht oder schon vor vielen Jahrhunderten verloren hat. Trotz der wunderbaren Vielfältigkeit und den immensen Äußerungsmöglichkeiten, die dem Instinkt zu eigen sind, kann dieser den hier thematisierten Anforderungen nicht so gerecht werden, daß wir ihn als menschliche Besonderheit bezeichnen können. Es bleiben daher immer weniger unterscheidende Qualitäten für diese Spezies übrig. Was den Intellekt anbetrifft, ist es schwer, die Grenze zwischen einem intellektuellen und instinktiven Prozeß zu ziehen. Es gibt aber zweifellos Qualitäten, die ausschließlich dem Menschengeschlecht vorbehalten zu sein scheinen. So zumindest die größere Befähigung für ganz bestimmte Operationen, wie der Urteilskraft, Gemütsbewegungen oder des Liebesverhaltens, der objektiven Zuordnung von Denkvorgängen, des Umfangs der Erinnerungsfähigkeit, der Leidenschaft, der Güte, der Boshaftigkeit und besondere Formen des Zusammenlebens. Weiter die Vielfältigkeit der Veränderungsmöglichkeiten seines Äußeren. Eine unleugbare

Eigenschaft des Menschen ist auch sein Wunsch zu überdauern, der in der Kunst seinen Ausdruck findet.

Das Unterscheiden oder Wählen zwischen der einen oder anderen Möglichkeit, das Eintreten für eine Aussage, wenn noch zwei oder drei andere zur Diskussion stehen, ist eine besondere Fähigkeit, über die der normale Mensch, der keine größeren Beeinträchtigungen oder Störungen aufweist, in umfassendem Maße verfügt, mit der er eindeutig Individuen jeder anderen Art übertrifft. Die Urteilskraft erlaubt dem Menschen einerseits die Wahrnehmung von Dingen, die er zunächst nur vermuten kann, bis er sich Sicherheit und Klarheit über sie verschaffen und sie beweisen kann. Das schließt sogar seine Intuition hinsichtlich all dessen ein, was er von seinen vorherigen Erfahrungen ableiten kann. Seine Diskriminierungsfähigkeiten sind äußerst umfassend. Auch seine Wahrnehmung reicht auf der einen Seite bis zum analytisch erfaßbaren Mikrokosmos und auf der anderen Seite bis zu dem anderen Extrem, dem unermeßlichen Makrokosmos, der Galaxien, Lichtjahre und das gesamte Universum umfaßt. Auch auf diese Weise gibt der Mensch Zeugnis von seinen spezifischen Fähigkeiten.

Es steht eindeutig fest, daß viele Tiere, möglicherweise auch Pflanzen und andere Lebewesen, nachweislich ebenfalls Gemütsreaktionen zeigen, die insgesamt dem durchaus ähnlich sind, was der Mensch als Affekt, Zuneigung oder Liebe kennt. Wenn diese Gefühlsreaktionen aber so umfassend sind, daß sie den größten Teil der existentiellen Äußerungen bestimmen und beeinflussen und das Individuum veranlassen können, seine Gewohnheiten, die Umweltbedingungen, in denen es lebt, einschließlich all seiner Pläne und Projektionen vollständig zu verändern, dann hat das emotionale Leben oder die Liebe für den Menschen eine so wesentliche Bedeutung, wie sie sich bei anderen uns bekannten Lebewesen nicht noch einmal finden.

Die Nahrungsbeschaffung, die Kommunikation und die Art der Behausung haben sich als Unterscheidungskriterien für Lebewesen verschiedener Art erwiesen. Der Mensch hat bezüglich dieser 3 Kriterien alle anderen Lebewesen übertroffen. Gerade jetzt leben wir in einem Zeitalter des Aufschwungs und des Glanzes der menschlichen Technik, die es uns ermöglicht, perfekt durchdachte Pläne zu machen und in diese so großartige Realität umzusetzen, eine ungeheure Menge von differenzierten Denkvorgängen zu produzieren, um sie in eindrucksvolle Projekte umzuwandeln, wie z. B. Raumschiffe und die von großartigen Maschinerien übertragenen Fernsehbilder sowie unzählige andere Dinge mit Hilfe derer das Menschengeschlecht miteinander kommuniziert, sich Komfort schafft und vergnügt. Kein anderes Wesen, keine andere Art scheint es ihm darin gleichtun zu können. Seine Macht und Verfügungsgewalt sind so umfassend, daß er sie sogar gegen sich selbst einsetzt und sich selbst zerstört, weil er sich gelegentlich anmaßt, alles zu können.

Einige Autoren bemerken nicht sehr überzeugend, daß auch andere Lebewesen Zeugnisse ihres Weges durch die Weltgeschichte hinterließen. Deren Vorkommen und Hinterlassenschaften aber scheinen ganz und gar nicht freiwillig gewesen zu sein. Dies gilt aber nicht für den Menschen, der — und wenn auch noch so unbewußt — das Fortdauern seines heutigen Zustandes und das Überdauern seiner Art durch die ihm vorangegangenen und nachfolgenden Individuen wahrnimmt und hiervon auch seine Unsterblichkeit ableitet. Die menschliche Erinnerung füllt die Seiten der Menschheitsgeschichte, indem sie Schablonen schafft, die sich ständig wiederholen, immer mit der Absicht, eine Verbesserung der augenblicklichen Lage zu bewerkstelligen und Erfahrungen zu sammeln. Diese Erfahrungen graben ihre Spuren so tief ein, daß sie einige der vorherigen Fähigkeiten der Spezies begrenzen und sogar auslöschen, anstatt dieses Repertoire zu erweitern oder wenigstens bestehen zu lassen. Dasselbe gilt für die Liebe. Der Mensch ist als einziges Wesen in der Lage, sich nicht nur einen Augenblick lang in einen Liebenden zu verwandeln, vielmehr ist ein guter Teil seines täglichen Lebens davon bestimmt, sich sehr liebevoll Menschen oder Dingen zuzuwenden. Das heißt, daß er alle seine weiteren Aktionen erst an zweiter Stelle sieht bzw. der Liebe untergeordnet verwirklicht. Auch dieses ist ein echtes menschliches Charakteristikum. Außerdem kann sich der Mensch auch grundsätzlich einer anderen Leidenschaft hingeben, die ihn für Monate, Jahre oder den größten Teil seines Lebens vollständig gefangen nehmen kann, so daß seine Handlungen, sein Streben und all seine Geschäfte von dieser seiner Leidenschaft geprägt sind. Er kann dabei ein Hirngespinst oder genau so ein — zwar schwer oder mühsam aber durchaus realisierbares — Ideal verfolgen. Es ist sogar so, daß sein absolutes Engagement durch die Hindernisse, die sich ihm dabei in den Weg stellen, erst recht angefacht wird, um das Angestrebte zu erreichen, was ihn wiederum als menschliches Wesen auszeichnet. So wird ein jedes Mal ein noch größerer Wunsch erzeugt, dieser Wunsch wird zur Notwendigkeit für ihn, diese Notwendigkeit wird zur fixen Idee und zum wesentlichsten Ziel seines Lebens.

So kann sich Leidenschaft konstruktiv oder destruktiv auswirken bzw. von unserem Leben Besitz ergreifen. Meist erfolgt dies aber in negativer Weise.

Die Güte, eine uneigennützige Gabe unseres Ichs, macht uns sanft, geduldig, nachgiebig und entgegenkommend und läßt uns mit den anderen auskommen. Wenn es gelingt, die Güte als konstantes Element zu entwickeln, ist dies ebenfalls ein Wesenselement des Menschen. Wir passen uns nicht nur einem unserer Mitmenschen an, sondern bemühen uns, allen gerecht zu werden, was sogar so weit geht, daß wir Eigenes aufgeben und Fremdes annehmen, um uns anderen noch weiter anzupassen. Dies gehört zur charakteristischen Güte des Menschen. Die Freundschaft ist ebenso eine Besonderheit seines Seins wie die Nächstenliebe, und im Gegensatz zu diesen der Egoismus und jeglicher böser Wille.

Die Pflanzen schmücken sich mit Blüten, die Tiere wechseln ihr Fell, kurz, die gesamte Natur scheint sich meteorologischen Phänomenen und dem Stand der Sonne anzupassen. Auch der Mensch scheint diese Gabe zu besitzen, wobei sein Diskriminierungsvermögen dazu dient, sich dabei phantasievoll auszustatten. Er beobachtet den Rhythmus der Natur und fügt sich diesem, um sich ihm gleichzeitig zu widersetzen und im äußersten Maße für sich zu nutzen. Er gibt all seiner Geschicklichkeit und all seinem Erfindergeist freien Lauf, um sich zu schmücken und sich selbst und seine Artgenossen in kapriziösester Weise zu beeindrucken, sei es durch die Betonung oder Abschwächung seiner eigenen Wesenszüge, durch das Nachahmen anderer Lebewesen oder im bzw. durch den Wettstreit mit diesen betreffs Formen und Attributen. Er verwandelt diese ihm zur Verfügung stehende Möglichkeit in eine Waffe in diesem Wettkampf, und widmet diesem Engagement einen großen Teil seiner Existenz, was wiederum der Befriedigung seiner Grundbedürfnisse dient.

Die Existenzangst des Menschen bzw. seine Urangst ist — nach ARISTOTELES — eine der Grundantriebskräfte des Geistes und der Gefühle, die uns bewegen: Es ist die Furcht. Diese Furcht oder Urangst läßt uns Begleitung und Rückendeckung suchen und treibt uns dazu, die Sippe, die Familie, die Gesellschaft und Nation zu gründen. Als dann, als Folge dieser Grundangst und aus der Notwendigkeit der Absicherung und des Schutzes die Gemeinschaft gebildet war, begann der ewige Machtkampf um die herrschende Ideologie. Nur die gemeinsame Idee zeichnet die wirkliche soziale Gruppe aus und gibt ihr Kraft. Das wahre

„Substrat" einer Gesellschaft ist ihre Art der Komunikation, die nur im Ideenaustausch realisiert werden kann.

Dies ist eine weitere Besonderheit des Menschen. In unseren Tagen erleben wir eine sehr nachdrückliche Bestätigung dieser Tatsache: Millionen und Abermillionen von Worten werden jeden Augenblick von Menschen für Menschen — wie es scheint, aufgrund seiner Ideen, aber bewußt oder unbewußt, bestimmt von seiner Urangst — ausgesprochen, gedruckt und ausgestrahlt, und das fast ununterbrochen. Dies alles geschieht aufgrund seiner existentiellen Ängstlichkeit, die sich manchmal bis zur echten Lebensangst steigert.

Diese existentielle Ängstlichkeit entsteht dadurch, daß er sein ganzes Sein in allen Bereichen vom Seelischen bis zum Materiellen, sein Ende und seine Auflösung wahrnimmt und vorausahnt. Das Ende, das der Mensch Tod genannt hat, ist etwas, von dem er zweifellos nicht weiß, was es bedeutet. Er nimmt an, daß es eine Zäsur, eine Unterbrechung oder ein Wechsel ist, versteift sich aber hartnäckig darauf, den Tod als etwas Abgespaltenes zu verstehen, als etwas von unserer Existenz Verschiedenes, als eine unbekannte Erscheinung seines eigenen Seins und eine Umformung der Fähigkeiten, die sein Ich wesentlich ausmachten, die Verschmelzung seines gesamten Wesens, das von allen Zeit- und Raumstörungen unabhängig ist. Mit einem Wort: Es ist die Sehnsucht des Menschen nach der Unsterblichkeit, ein weiteres nachweisbares Charakteristikum der Spezies Mensch.

Man könnte einwenden, daß alles oben Erwähnte — in abgeschwächter Form — bei anderen Lebewesen anzutreffen sei, daß auch viele Tiere, Insekten und Einzeller über die genannten Lebensäußerungen verfügen und daß eben bei uns Menschen die Sinne nicht so weit entwikkelt seien, wie es für die Wahrnehmung solcher Phänomene bei diesen Lebewesen notwendig wäre.

Lassen Sie uns in diesem Zusammenhang auf 2 Dinge hinweisen: Sowohl Urteilsvermögen wie auch Logik, die nun einmal zwangsläufig vorhandenen geistigen Bereiche unseres Seins, werden vom Menschen für den Menschen eingesetzt, eben mit Hilfe der Kapazitäten unseres Verstandes. Das heißt, wir können nur das beurteilen, was unser Verstand zuläßt und nur das beweisen, was in unserer Reichweite liegt. Auf der anderen Seite: Selbst wenn wir akzeptieren würden, daß ähnliche oder vergleichbare Eigenschaften bei anderen Wesen vorhanden seien, so ist doch deren Fortbestand nur beim Menschen so offensichtlich und umfassend anzutreffen. Wir wiederholen hier nochmals, daß wir über die Wesenselemente des Menschen nur in dem Rahmen sprechen können, den uns unser Wissen darüber erlaubt.

Eine Sache zeichnet den Menschen in ganz besonderer Weise aus: Die Kunst. Die Kunst, die in unserer Zeit so vielen Bedeutungswandlungen unterworfen war und so viele Perversionen ihres Ausdrucks erlitten hat, kann viel besser durch ihre eigenen Werke als durch Worte definiert werden. Sie versucht, Menschen aus der universellen Harmonie, dem Spiel und den verschiedensten anderen Lebenssituationen heraus zu gestalten. Sie schuf den Geist der Formen, sei es in geometrischen Konzeptionen oder in einer Notensequenz, Linienführung oder in Farbtönen, Worten oder anderen Impulsen, die unser Fühlen und Denken über den Genuß anregen oder eine Mitteilung konzentriert wiedergeben oder umgekehrt reiche Umschreibungen von Begriffen und Ideen vermitteln, aber auch einen gelungenen Versuch der Vereinfachung darstellen können. Sie kann z. B. die Befreiung von Unfreiheit und Versklavung abbilden.

Die Kunst ist etwas, das dem Menschen Würde oder — mit anderen Worten — ein höheres Niveau verleiht, das reich an Geist und allen anderen Dingen übergeordnet ist.

Die Vorstellungen von einem gemeinsamen Ursprung oder einem gemeinsamen Ziel von aller Kreatur schuf im Verstand des Menschen die Idee von Gott — oder Gott vergegenwärtigte sich in uns als das Ergebnis der Ableitung einer Gesamtheit aus einem Ursprung. Die metaphysische Auseinandersetzung darüber aber, die immer ein Streitobjekt ist, das nicht enden wird, wird nicht auf dialektischem Wege, sondern auf dem der Kunst überwunden, in deren ständigem Bemühen und jeweils noch intensiverem Streben eine noch bessere Ausdrucksmöglichkeit für ihre sehnsüchtigen Darstellungen zu schaffen. Dazu sagt unser Lehrer VASCONCELOS treffend: „Die Kunst ist der Ausdruck für das Wort." Alles Unvergängliche oder Göttliche, was der Mensch in seiner ganzen Kleinheit fühlen kann, drückt er in der Kunst aus. Kunst bedeutet unaufhörliches Streben und unerreichbare Vollendung.

Die echte Eugenik muß auf jeden Fall alle diese Wesenselemente des MENSCHEN ALS GATTUNGSWESEN berücksichtigen. Man kann natürlich nicht erwarten, mit Hilfe der Eugenik einen Menschen zu schaffen, der über all die negativen Dinge erhaben und lediglich bemüht ist, ein ruhiges, friedliches und bequemes Leben zu führen. Dabei würde man alle seine anderen vorhandenen Eigenarten außer acht lassen. Genausowenig kann man die Aspiration hegen, daß die Eugenik einen Menschen mit höher entwickelten Instinkten hervorbringt und dabei alle seine anderen Merkmale abwerten.

Sie kann auch keinen überkommunikativen Menschen erzeugen, da sonst ebenfalls dessen übrige Attribute vernachlässigt werden. Der wirklich eugenische Mensch, als utopisches Ideal, müßte die Möglichkeit äußerster Ausgeglichenheit und eine größtmögliche Verbindung aller seiner artspezifischen Merkmale in sich vereinen. Wenn wir einen künstlerischen Menschen der Möglichkeit berauben, seine Kunst auszuüben, wird er seiner menschlichen Verwirklichung entfremdet. Das gleiche gilt z. B. für einen sehr redebegabten, sehr sozial engagierten, oder sehr kommunikativen, oder ausdrucksbegabten, liebevollen oder leidenschaftlichen Menschen, genauso auch für den unternehmungslustigen oder starken usw.

Wir FORDERN daher eine Eugenik, die als Hauptziel die größtmögliche Eliminierung der miasmatischen Belastungen beinhaltet bzw. sich der Beseitigung all dessen widmet, was der vollständigen Entfaltung des Menschen entgegensteht.

Nur mit einer pränatalen Maßnahme kann man erreichen, Mutter und Kind gleichzeitig zu behandeln. Die Verdienste der Eugenik durch eine echte homöopathische Behandlung kann man allerdings erst an den darauffolgenden Generationen abschätzen. Fortschritt und Effektivität in der eugenischen Arbeit des guten Arztes können nur dann erreicht werden, wenn Medikamente der einzig wahren und überdauernd gültigen Medizin, wie die der Homöopathie, eingesetzt werden. Die enantiopathische Medizin, die im Grunde nur eine möglichst frühzeitige Unterdrückung aller Dysfunktionen, Anomalien und deren Begleiterscheinung, des Schmerzes, zum Ziel hat, ist der Eugenik absolut entgegengesetzt eingestellt, da sie in ihrer selbstbetrügerischen Kurzsichtigkeit das einzelne Individuum der ehrwürdigen Gemeinschaft der Art überordnet.

Wir sehen, wie sich die alte Medizin in der Praxis heldenhafte, phantastische, alles in den Schatten stellende, dramatische und viele andere übertriebene Möglichkeiten geschaffen hat, nur um das Leben „zu verbessern und zu verlängern", und sei es auf Kosten ungeheurer Anstrengungen und Geldmittel, und dies alles bei stark körperlich oder geistig Behinderten, deren Überleben fast immer nur von kurzer Dauer ist und die von den Ärzten dazu noch mit leeren Versprechungen und falschen

Hoffnungen abgespeist werden. Das Allerschlimmste ist aber: Sie verschlimmern durch ihre stets suppressive Therapie die miasmatischen Belastungen dieser Menschen. Wer hat nicht schon einmal ein Kind mit Poliomyelitis gesehen, die von der Allopathie „gestoppt", oder einen Patienten mit echter tuberkulöser Meningitis, der „dem Tode entrissen wurde", oder einen Krebskranken, dem man das Leben verlängerte, indem man ihn durch Kobalt- oder Röntgenbestrahlungen verstümmelte oder verbrannte. Dasselbe gilt für die „erfolgreichen" Transplantationen von Herz oder Niere, für die Verwendung der Schrittmacher und Herzklappen, für Nierenwäsche oder hypertonische Flüssigkeiten.

Man müßte einmal grundlegend erforschen, ob — wenn man in den oben genannten Fällen Erfolg hätte — nicht auch eine andere Vorgehensweise möglich gewesen wäre, die zu einem besseren Resultat, zur besseren Linderung und weitergehenden Reintegration in die Normalität geführt hätte. Man muß sich fragen, ob es nicht ein homöopathisches Heilmittel gegeben hätte, das in der Lage gewesen wäre, ein besseres Resultat zu erzielen. In den Fällen mit „relativem" Erfolg müßte man die Gefühle des Kranken selbst und seiner direkten sozialen Umwelt gründlich erforschen und erfragen, um zu sehen, ob sie mit dem Erreichten wirklich zufrieden sind, ob die Existenz dieses Individuums wirklich so menschenwürdig geblieben ist, um Leben genannt werden zu können. Es wäre wichtig, zu erfahren, ob der „Geheilte" das Leben wirklich genießen kann oder es — wenn er sich nicht beobachtet fühlt — kaum erträgt bzw. ob bei seinen Nächsten nicht nur Schuldgefühle oder ein Selbstaufopferungsbedürfnis befriedigt wird.

Der wahre Arzt unterliegt — unabhängig von den Qualifikationen, aufgrund derer zu seinem therapeutischen Vorgehen kommt — der unumgänglichen Verpflichtung, die miasmatischen Belastungen des Kranken zur Kenntnis zu nehmen, um dessen konstitutioneller Pathologie gerecht werden zu können, die unanfechtbarerweise die Leiden der Menschen verursacht. Er hat außerdem die Pflicht zu lernen, wie diesen Belastungen begegnet werden kann und daß er niemals eine der gesamten Spezies entgegengesetzte Therapie anwenden darf. Der Arzt muß sich — wie es der Leitsatz der WHO fordert — um das physische, geistige und soziale Wohlbefinden jedes Individuums bemühen. Er muß versuchen, eine überdauernde Gesundheit zu bewirken, indem er immer auch die Eugenik beachtet und sich niemals darauf einläßt. Symptome zu unterdrücken oder den Trick anzuwenden, ein Symptom durch andere zu ersetzen.

Eugenik aus miasmatischer Sicht

Die eugenische Formel darf nicht auf Faktoren der Chromosomen oder mögliche Veränderung der Gene in ihre wissenschaftlich definierbaren anatomischen oder für Manipulationen geeignete Einzelteile reduziert werden. Vielmehr müßte sie sich auf die Elemente beziehen, die wir von der dynamischen Daseinsebene ableiten können: Von der Psyche, der Seele, von Elementen des Willens, der Sinne sowie der Umwelt, wie z. B. Atmosphäre, geographische Bedingungen, Strahlungen usw.

Unsere vitalistische Einstellung fordert — selbstverständlich in obligatorischer Übereinstimmung mit dem Prinzip der Lebensdynamik, das die Homöopathie aufstellt und erlaubt — und zwingt uns gleichzeitig, die befriedigendsten Lösungen für die wichtigsten Fragen des menschlichen Schicksals und der Erfüllung der menschlichen Existenz auch im teleologischen Sinne zu suchen und zu finden.

BEISPIEL

Wie wir schon mehrmals erwähnten, wird der Psoriker bei drohender Gefahr von seiner Hemmung in seinen Aktionsmöglichkeiten gelähmt. Z. B. wird er im Fall eines Hausbrandes durch seine Angst und Hemmung erst einmal für eine gewisse Zeit außer Gefecht gesetzt sein, um dann schrittweise darüber nachzudenken, was zu tun sei. Er tut dies aber immer so, als ob sich sein Wille nur äußerst schwer zu einer normalen menschlichen Handlung durchringen könnte. Er wird einen Ort suchen, der ihm als Zuflucht geeignet erscheint, wird über Möglichkeiten nachdenken, einen Ausgang zu finden, darauf vertrauen, daß ihm irgend jemand zu Hilfe kommt, oder wird um Hilfe rufen, vielleicht mehr in stillem Gebet als mit lauter Stimme. Am Ende wird er sich dann entscheiden, seinen eigenen Impulsen zu gehorchen.

Der Sykotiker dagegen wird beim ersten Feuerschrei schon auf der Suche nach einem Ausgang sein. Seine plötzliche Furcht wird ihn zum Rennen veranlassen, dem ersten Gedanken folgend, der ihm in Anbetracht des Unglücks in den Kopf kommt. Er wird sich durch die Flammen oder durch ein Fenster stürzen, wenn darin eine Möglichkeit der Rettung besteht, wobei er sogar seine Frau vergessen könnte, wenn sie bei ihm ist. Wenn er einen Moment zum Nachdenken hätte, würde er seine Kinder und seine wichtigsten Habseligkeiten an sich reißen und versuchen, sie mit sich zu retten. Es kann sein, daß er in der Überstürzung umkommt, was aber zweifellos dem übereilten Versuch zu fliehen zuzuschreiben wäre.

Der Syphilitiker wird in dieser Situation sehr schnell seine panische Angst entwickeln. Sein vom rötlichen Ton gekennzeichneter Geist würde seine Aggressivität stimulieren und ihn in der Konfrontation mit der Gefahr zur totalen Verzweiflung führen. Wenn er in so einem Moment ein geliebtes Wesen vor sich hat, kann es sein, daß er es zuerst opfert, um sich gleich danach selbst umzubringen, oder es an sich reißt, um gemeinsam mit ihm aus einem Fenster in den sicheren Tod zu springen.

Lassen Sie uns jetzt einmal andere Umstände und andere Ereignisse im Leben ähnlicher Menschen untersuchen. Bei einem aggressiven Wort oder einem solchen Akt, bei fortgesetzter oder wiederholter Beschimpfung sowie bei anhaltenden, absichtlichen, offensiven oder unerträglichen Gemeinheiten, regt sich der Psoriker sehr auf, wird in seinem Innern erschüttert und bricht aufgrund seiner Hilflosigkeit zusammen und heult über sein Unglück und seine Tragödie, was sogar so weit gehen kann, daß er dadurch noch unbedeutender, noch finsterer und hilfloser für das tägliche Leben wird. Der Sykotiker wird auf diese Situation mit eskalierenden Beschimpfungen reagieren, wird alles, was man ihm antut, doppelt und dreifach zurückzahlen. Auf Gewalt wird er mit Gewalt antworten. Hierbei wird er sich natürlich immer sehr in acht nehmen, und wird sein Hab und Gut sowie seine Person bis zum Äußersten verteidigen und schützen. Er leidet aber sehr unter seiner eigenen Leidenschaftlichkeit und durchlebt und empfindet sie immer als Ausuferung. Es kann sein, daß er in seiner Erregung jemanden verletzt, verwundet oder etwas zerstört, dies wird aber immer — wenn auch übertrieben — im Zusammenhang mit der auslösenden Ursache stehen. Der Syphilitiker wird, wenn man ihm etwas antut, sofort eine Bewußtseinstrübung erleiden, die seinen Haß anfacht, wird in jene tiefe Unstimmigkeit verfallen, die ihn immer an die Schwelle des Rückzugs oder zur Regression oder auf den Weg zur Nichtexistenz bringt. Jene beleidigenden Worte, die gegen ihn vorgebracht werden, jene Gedanken, die sich ihm wiederholt widersetzen oder jene Verletzungen seiner Denk- oder Gemütsvorgänge zwingen ihn unwiderruflich zur Zerstörung, Gewalttätigkeit und schnellstmöglichen Beseitigung dessen, was ihn provoziert und angreift. Aus seinem unstillbaren Wunsch heraus, das zu beseitigen, was er selbst an Degenerativem in sich trägt, wird er zur Zerstörung angetrieben, wird schlagen, verletzen und morden.

Jedes dieser imaginären Individuen trat hier so auf, wie es sich infolge seiner miasmatischen Belastung zwangsläufig verhalten muß. Mit anderen Worten: es ist aufgrund seiner Erbfaktoren und konstitutionellen Anlage zu dieser Handlungsweise gezwungen. Hat vielleicht jemand das Recht, sie deshalb zu verurteilen? Der erste wird vielleicht sein ganzes Leben lang unter seinem Zug der Servilität oder Impotenz zu leiden haben. Der zweite wird vielleicht Anlaß des Skandals des Tages oder der Epoche sein, und wird wie auch seine Familie die Folgen seines Aufsehens erdulden. Der dritte wird im Zuchthaus enden oder sein Leben lang als Krimineller gebrandmarkt sein und Mißtrauen und Argwohn seiner Familie ertragen müssen. Heute aber wird im Rahmen sozioökonomischer Überlegungen die Bestrafung der Eltern, die verkrüppelte oder erwiesenermaßen retardierte Kinder erzeugen, erwogen und sogar gesetzlich gebilligt. Man gibt so den Opfern die Möglichkeit, ihre Erzeuger dafür zu sanktionieren, daß sie von ihnen erzeugt wurden, auch wenn sich die Eltern des Defektes oder der Verkrüppelung ihrer Kinder, die diese aus der Gemeinschaft ausschließt, nicht bewußt waren. Wenn dies alles bekannt wäre, um wieviel leichter könnte man dann die Rechtmäßigkeit der Lehre von den miasmatischen Belastungen akzeptieren, die weitergegeben werden und für Leiden auf allen Ebenen eindeutig verantwortlich sind.

Viel wichtiger aber als die Verurteilung der Eltern, die letztendlich unzweifelhaft auch nur das biologische und geistige Produkt dessen sind, was andere Generationen vor ihnen ererbt haben, ist — wir wiederholen es — die direkte Verurteilung der Medizin. Und zwar genau der traditionellen, kurzsichtigen und unwillkürlichen Medizin, die mit theatralischem und irrsinnigem Aufwand seit Jahrhunderten die Menschheit deformiert und degeneriert, indem sie deren Leiden und Ungleichgewichte mit immer grausameren, noch unterdrückenderen und unnatürlicheren Methoden aufrecht erhält und noch vermehrt.

III. TEIL

16. KAPITEL

Allgemeine Probleme der Menschheit aus der Sicht der Miasmalehre

Der Krieg als zwangsläufige Folge miasmatischer Vorherrschaft.

Verzerrung von Vorstellungen und Handlungsweisen durch den Einfluß der Miasmen.

Die Mitwirkung der Miasmen am medizinisch-kommerziellen Geschehen.

Ein Phänomen, das die Menschheit schon immer beschäftigt und beunruhigt und viel von ihrer Zeit und Kraft in Anspruch genommen hat, ist der Krieg. Kriege wurden in der Geschichte als ein notwendiges Übel des menschlichen Zusammenlebens angesehen. Warum werden dann beständig und unermüdlich Proteste gegen den Krieg geäußert, und warum werden gerade die größten Kundgebungen veranstaltet, um Kriege zu verhüten, und warum haben so viele Völker es zu ihrem wichtigsten Ziel erhoben, für einen gerechteren und dauerhafteren Frieden einzutreten? Alles, was der Mensch unter großen Mühen und Schwierigkeiten aufbaut, was Zeugnis von seinem Fortschritt und seiner Kultur gibt, was ihn mit Stolz erfüllt und Grund seiner Erholung, seines Trostes und seiner höchst eigenen Genugtuung ist: seine Städte, Monumente, Vergnügungsorte und die Produkte seiner detailliertesten Forschungen sowie herrlichster Kunst, all das zerstört er in diesen destruktiven Phasen der Kriege auf grausamste Art und Weise und reduziert es bis zum Nichts. Dennoch scheint es, als ob die Furcht vor dem Krieg den Menschen erst recht zu diesem führt. Die Völker sind wie Zellen in einem Gefüge von Elementen, die zwar ein wenig voneinander abweichen, immerhin aber so miteinander verkettet sind, daß nur die Gemeinsamkeit aller dieser Elemente bestimmte Funktionen aufrecht erhalten kann, auch wenn die Regierungen letztendlich für die Richtung und Tragweite der Politik bzw. das Handeln ihres Volkes verantwortlich sind.

Genau wie der Zellkern und seine für das Funktionieren der Zelle wichtigsten Elemente die normale oder anomale Arbeitsweise und die ausreichende Versorgung der Zelle bestimmen, genauso bringt die ungeordnete oder degenerierte Zelle eine deutliche Läsion oder einschneidende Veränderung in Geweben oder Organen mit sich, wenn sie nicht durch das harmonische Gesamtgefüge unwirksam gemacht oder eliminiert wird. Auf dieselbe Weise entsteht innerhalb der Völker durch die Verwirrung, die „Ver-Rücktheit" eines Individuums oder eines mächtigen Geistes ein dauerhafter Schaden, der letztendlich zum Aufstand führt und ein wirksamer Keim für den Krieg ist. Krieg ist ja nicht nur der Kampf verschiedener Ideologien oder das Aufeinandertreffen von Mächten entgegengesetzter Richtungen, sondern auch die Folge von einer geistigen Ausuferung eines oder einiger Menschen, deren Impulsen das „Menschenmaterial" sowie all das geopfert wird, was ihrem gewalttätigen und leidenschaftlichen Trieb angemessen erscheint.

Viele Dinge können als Kriegsursache dienen: Soziale Ungerechtigkeit, Ungleichheit der Menschen, territoriale Ansprüche oder Notwendigkeiten, dasselbe hinsichtlich der Gewässer, persönliche Interessen, Rohstoffe usw. Genau das geht dann so weit, daß man den Krieg als eine Notwendigkeit deklariert, um z. B. der Überbevölkerung der Welt ein wenig Herr zu werden, nach dem Motto, daß die ausufernde Fortpflanzung diesen geradezu erforderlich macht. Aber gegen jede einzelne dieser Hypothesen kann man ernste und weitläufige Einwände erheben und ob diese nun gültig sind oder nicht, es steht fest, daß der Mensch bis heute noch keine Lösungen für diese Hypothesen zustande gebracht hat und Jahrhunderte verstreichen ließ, in denen er unendliche Anläufe für einen dauerhaften Frieden unternahm, die aber von ihrem Anfang an schon den Keim für die nächste kriegerische Auseinandersetzung in sich trugen. Dies zeigt die Geschichte der Welt wie auch die Geschichte jeder einzelnen Nation für sich. Die gesamte Menschheit, jedes einzelne ihrer Völker wie auch jede Großgruppe begeht dieselben Irrtümer, verfällt den gleichen Versuchungen, wiederholt die gleichen Katastrophen und benutzt die gleichen Entschuldigungen und Rechtfertigungen. Das heutige soziale Leben entspricht nicht mehr einer natürlichen Organisation, vielmehr ufert es in Mängeln und Fehlverhalten aus. Daher überbieten natürlich auch seine negativen Resultate alles Natürliche an Grausamkeiten und Schrecken, vor allem aber an Absurdität. Die grausamen und zerstörerischen Phänomene, die die Natur hervorbringt, seien es nun ihre Katastrophen oder deplazierte und scheinbar Zerstörung verursachende Himmelsphänomene, sind, wie allgemein bekannt ist, notwendig für die Erhaltung alles Bestehenden und die Perpetuierung des Gleichgewichtes, das sich vom Kosmos her ableitet und sich durch sich selbst erhält. Der Mensch dagegen kann seine Zerstörungen nicht rechtfertigen. Der größte Beweis hierfür ist das scheinbar unvermeidliche Anwachsen seiner Existenzangst.

Eines der wichtigsten Themen unserer Tage ist die universelle Angst um die Überlebensfähigkeit der Menschheit, was die Rohstoffe und Elemente anbetrifft, die zu deren Erhaltung der Erde abgerungen werden. Das heißt, daß der Mensch sein totales Scheitern zu erkennen beginnt. Er sieht mit Schrecken sein Überlebensproblem, und läßt angesichts dieser finsteren Aussichten schon erste Zeichen von Verzweiflung erkennen: er führt die Geburtenkontrolle ein, schafft Anreize dazu und unterhält Oppositionsideologien — vor allem unter den naivsten Völkern —, damit sie sich selbst zerstören. Er schürt und fördert dafür ihre Differenzen, besorgt ihnen Waffen, damit sie ihren Streit „schlichten können", indem er ihnen seine „Hilfssendungen" in scheinheiligen Erklärungen vom Frieden verpackt. Mit gezielter Bewußtmachung ihres Hungers und ihrer Notlage bringt er sie dazu, ihre Nächsten und ihre Blutsverwandten zu hassen und sich über den Weg der Gewalt gegen diese ein Ventil zu schaffen, obwohl er genau weiß, daß dieses Mittel für das Ziel, ihr wirkliches Wohlergehen zu erreichen, völlig untauglich ist. Er führt diese Benachteiligten mit der Hoffnung auf ein besseres Leben in den Tod.

Woher kommt soviel perverses Verhalten des Menschen gegen den Menschen? Worte allein werden nie ausreichen, um die Fügungen der menschlichen Gefühle, die jeder einzelne von uns hegt, zu erfassen und auszudrücken. Sie tauchen auf, wenn von universellen Themen die Rede ist, mit denen wir uns zwangsläufig auseinandersetzen, wenn wir uns mit Bereichen von universellen Bezügen beschäftigen.

Die Miasmen sind die Ursache für alles menschliche Unglück. Sie tragen die Schuld für die Kriege und alle anderen überdauernden Irrtümer des Menschen als Gattungswesen. Je tiefer der menschliche Geist geschädigt ist, um so dauerhafter macht sich der Schaden bei seinen Mitmenschen und in seiner Art bemerkbar. Dasselbe gilt für die einzelne Zelle: wenn sie leicht beschädigt ist, wird sie von den übrigen Zellen neu organisiert oder eliminiert bzw. durch eine neue oder normale ersetzt. Wenn ihre Veränderung aber sehr intensiv und schwerwiegend ist, wird sie ihre Anomalie auf alle Nachbarzellen übertragen und letztendlich für Unordnung im ganzen Zellgefüge, Gewebe, Organ und ganzen Organismus sorgen. So wie man die Krankheit oder eine pathologische Anlage aus materialistischer Sicht leicht als einen Zustand definieren kann, der seinen Ursprung in einer materiellen Veränderung oder Läsion hat und ebenso verbreitet wird, können wir Ursprung und Verbreitung der zerstörerischen Elemente sowohl in all dem erkennen, was dem Menschen als Allgemeingültigem zu eigen ist, wie in seiner Psyche und auf der Ebene seiner Kräfte und seines Willens, kurz in all dem, was das Miasma umfaßt.

Wir haben schon des öfteren mit Nachdruck darauf hingewiesen, und werden es auch bis zum letzten Wort fortsetzen, daß das Miasma den innersten Kern des Menschen ausmacht. Diese Anlage gestaltet seine Verständigungsmöglichkeiten genauso wie das Mißverstehen der Dinge. Wenn der Mensch etwas falsch versteht, wird sein Wille dazu verleitet, unmenschlich, egoistisch oder destruktiv zu reagieren. Damit weicht er von seiner universellen Verpflichtung ab. Der Mensch mißbilligt den

Krieg, weil er Tod bringt, schlägt aber immer wieder diesen Weg ein. Er spricht sich für Liebe, Freundschaft und Verständnis aus, macht aber beim Versuch, diese heeren Ziele zu erlangen, genau das Gegenteil. Man könnte unzählige Kritikpunkte und Vorwürfe über die gegenwärtige Lebensform des Menschen anführen. Es sollen uns aber einige Beispiele genügen: Außer dem Krieg können wir noch viele andere, um nicht zu sagen alle Erscheinungen des modernen Lebens anführen, die Zeugnis ablegen für die absurde und destruktive Vorgehensweise des Menschen an sich. Wie wir schon oben erwähnten, werden im Kriege z. B. nur die am besten ausgerüsteten und biologisch befähigsten jungen Menschen an die Kampffront geschickt. Man veranstaltet eine organische Auslese und bildet die gesündesten und kräftigsten zu geschickten und schlauen, zerstörungstauglichen Wesen aus, wobei man ihnen in der weiteren Vorbereitung auf den Krieg ihre Selbstbestimmung abspricht und sie einer besonderen beschränkten Ideologie unterwirft. Es wird ihnen die Möglichkeit und das wichtigste Menschenrecht auf das jedes Individuum Anspruch hat, nämlich im Allgemeinen und Besonderen und Übergeordneten selbst kritisch zu überlegen und zu entscheiden, vorenthalten. Man schürt Haß und negative Gefühle in ihnen und schickt sie so präpariert hinaus, um zu zerstören bzw. selbst zerstört zu werden. Während nun all diese — biologisch am besten ausgestatteten — jungen Männer diesen Weg gehen müssen, können sich die Kranken, Verkrüppelten und Schwachen im Hintergrund halten und werden geschützt. Ja, es sind sogar diese Feiglinge und Krüppel selbst, die die Gesunden und wertvollen Menschen hinaus an die Front, in den Kampf schicken, um sich von Ihnen schützen zu lassen. Materiell und verstandesmäßig betrachtet findet der Kampf zwischen den Besten zum Wohle der Schlechtesten statt. Die Ausgewählten werden mit falschen und scheinheiligen Idealen aufgehetzt, wobei auch vor ihren eigenen höchsten Werten nicht haltgemacht wird, nämlich denjenigen, die ihren Kindern, ihren Familien, ihrem Eigentum, ihrer eigenen Existenz gelten. All das wird dann durch Heimat und Partei ersetzt und mit etwas weniger dauerhaften Begriffen wie Freiheit und Gerechtigkeit vermischt. Dahinter stehen die Interessen und das Machtstreben derer, die ihresgleichen mit falschen Idealen ködern, unterwerfen, begeistern und schließlich opfern. Der Keim für die Kriege war immer derselbe: ein Kern von ehrgeizigen, dominanten Menschen, die die Macht in den Händen halten und ihr Handeln scheinbar durch Sachzwänge rechtfertigen. Je weiter die untergebenen Individuen von diesem herrschenden oder regierenden Clan entfremdet sind, um so umfassender, offener und tiefer wird dessen Machtausübung. Um nun zu vermeiden, daß die Mangelleidenden an der Peripherie dieses Kerns der Herrschenden, über diese herfallen, bemüht man sich dafür zu sorgen, daß die Regierten nur spärlich mit grundlegenden Informationen versorgt werden und auf die „Machenschaften" anderer genauso mächtiger und zerstörerischer Kerne anderer Länder oder Gruppen abgelenkt werden, diese mißbilligen, kritisieren und hassen lernen. Auf diese Weise wird ihr eigener, natürlicher Unwille, der aus ihren Entbehrungen und ihrem Leid entspringt, umgeleitet, damit der Zorn aufgrund ihrer eigenen Ungleichheit und Ungerechtigkeit nicht auf den Kern zurückfällt, der ihn verursachte. Dieser Zorn wird vielmehr auf eine fremde Einheit, auf ein anderes Land oder eine andere Menschengruppe projiziert, in welchem die gleichen Unterschiede, die gleichen Erniedrigungen und Entrechtungen bestehen. Auf diese Weise decken die jeweiligen Herrscher die Fehler und Defekte ihrer Nachbarn auf, um die eigenen besser verstecken zu können. Auch hier sind es die Psora, Sykosis und letztlich Syphilis der Völker sowie aller Gesellschaften, die die oben beschriebenen Prozesse und Vorgänge in die Wege leiten. Die Psora tut dies, indem sie die gegensätzlichen Gedanken hervorbringt, aber nicht im Sinne von Einheit und Brüderlichkeit — wie es der gesunde Verstand tun müßte —, sondern in dem von Mißtrauen, Egoismus und Neid. Die Sykosis fördert jedes ehrgeizige und egoistische Handeln auf Kosten der Rechte anderer. Die Syphilis schließlich setzt all die destruktiven Kapazitäten frei, die zur Erlangung jener unmenschlichen und unedlen Ziele vonnöten sind. Die Psora erfüllt den Menschen mit Furcht und macht sich besonders in den herrschenden und machthabenden Kreisen bemerkbar, die gegen ihre Mitmenschen Mißtrauen hegen und sich gegen diese auf verbrecherische Weise absichern müssen, anstatt mit diesen und für sie eine Basis für Verständnis, Vernunft, Freiheit und Brüderlichkeit zu schaffen. Dies würde im Grunde die natürliche menschliche Interaktion darstellen, wenn die Psora nicht wäre. Die Sykosis treibt die machthabenden Kreise zur Verfolgung, zum krankhaften Aneignungsdrang und zur Übervorteilung anderer auf Kosten von Entbehrung und Benachteiligung derselben, statt zur einfachen Befriedigung ihrer Grundbedürfnisse. Die Syphilis schließlich ist die totale leidenschaftliche Zügellosigkeit, wobei durch die schlechte Vorarbeit des psorischen und sykotischen Geistes ein fataler Austausch von Haß für Liebe bzw. Zerstörung für Erhaltung stattfindet.

Dies war bis heute je nach der miasmatischen Prägung die Verhaltensnorm der Völker und der Menschheit. In unseren Tagen macht sich diese Anlage immer deutlicher in allen menschlichen Äußerungen bemerkbar.

In der alten und atavistischen Medizin wurde durch den Einfluß der Psora jedes Heilideal entstellt und ging verloren, und auch die Bedeutung des Wortes „Gesundheit" wurde verdreht. Es fällt nicht ins Gewicht, daß sich der Arzt auf allgemeine Weise über die Medizin verbreitet und über sie nachdenkt bzw. den Begriff Gesundheit absolut korrekt definiert, wenn er diese Definition und ihren Inhalt in der Praxis total verdreht und — statt sich um ein umfassendes und soziales Gleichgewicht für das Individuum einzusetzen — eine Heilweise praktiziert, die im Grunde nur in einem grotesken und sogar betrügerischen Flicken des Körpers, der Psyche und der Seele des Menschen unter ungeheuren Verlusten besteht. Millionen über Millionen von Geldern in allen Landeswährungen werden täglich dafür ausgegeben, um einem „Gespenst" von Gesundheit nachzujagen. Immer neue Institute werden gegründet, um mit einem enormen Aufwand an Apparaten, sowohl mechanischen wie auch menschlichen Apparaten, „Marionetten", die Gesundheit der Menschheit zu sichern. Man rechtfertigt sich mittels einer unerhörten Schauspielerei mit den Erfolgen und Errungenschaften der „Eintagstransplantationen", der Schönheitsoperation, der Defibrillatoren, der Brutapparate und vielfältigster Prothesen, die unter den unzähligen Invaliden einigen wenigen helfen. Gerade in diesen Bereichen werden nach den neuesten Ergebnissen miasmatische Wirkungen gezeitigt, die von der offiziellen Medizin zwar vielleicht geahnt werden, denen diese aber verständnislos gegenüber steht und die sie nicht aufhalten kann. Das einzige, was sie statt dessen fertig bringt, ist es, mit Hilfe von übertriebenen und polemischen Veröffentlichungen die Furcht des Menschen vor Leid und Tod auszubeuten. Und wegen jener Bedeutung, die diese Medizin dem Begriff Krankheit gibt, fordert und vergeudet, ja verschwendet sie einen großen, wenn nicht den größten Teil der menschlichen Kräfte in immer wieder neuen und nichtigen Versuchen das zu zerstören, was auf diesem Wege unzerstörbar ist: die Krankheit.

Die Sykosis ist in der Medizin sehr deutlich an der Überheblichkeit und Propaganda der Laboratorien sowie in ihren vielfältigen Methoden, mit denen sie wenig oder gar nichts erreichen, abzulesen. Wie vielen unnötigen Analysen und überflüssigen Untersuchungen muß sich ein Patient zur Feststellung eines Geschwürs unterziehen, das letztendlich dann doch nicht heilbar ist, sich dem Einflußbereich der Medizin entzieht, iatrogenen Ursprungs ist und nur durch einen chirurgischen Eingriff behandelt werden kann. Hinter welcher prunkvollen Szenerie versteckt sich das Scheitern der Ärzte! Wie viele Untersuchungen sind oft nötig, um einen Krebs zu entdecken, der im tiefsten Sinne des Wortes auch nicht mehr heilbar ist, da wir nämlich leicht vergessen, daß wir einen Menschen noch lange nicht lebensfähig machen im eigentliche Sinne des Wortes, wenn wir ihn am Leben erhalten. Wir könnten auf diese Weise alle echten Leiden oder Krankheiten des Menschengeschlechtes aufzählen, zu deren Behandlung die Medizin bis heute nicht fähig ist und in der Zukunft auch nicht in der Lage sein wird, da sie ihren alten und falschen Kurs beibehält. Man kann es noch deutlicher sagen: für deren Behandlung sie immer weniger in der Lage sein wird, wenn sie damit nicht aufhört. Wir beeilen uns aber festzuhalten, daß es in dieser von uns so sehr kritisierten Medizin schon immer große und herausragende Denker gab, gibt und immer geben wird, die in der gleichen Weise lehren und gelehrt haben wie wir. Auf der anderen Seite müssen wir, auch wenn es uns betrübt und beschämt, eingestehen, daß auch die Homöopathie nicht von unzähligen Ärzten verschont ist, die sich Homöopathen nennen und dennoch in der gleichen Weise vorgehen wir ihre Kollegen jener verdorbenen, korrupten und kurzsichtigen institutionalisierten Medizin.

Die medizinische Praxis, die wir kritisieren, hatte schon immer stark syphilitische Züge. Es genügt schon, wenn wir den Kopf in einige Seiten einer Krankengeschichte oder in ein paar Klinikblätter, egal welcher Krankenanstalt, stecken, um die sogenannte Vorgehensweise in Heilung und Therapie zu erkennen, die ein Spiegel der Grausamkeit, Zerstörungsfähigkeit und der Geringschätzung der Menschenwürde, der Integrität der Person und seines Überdauerns als Individuum sind, und das bereits ohne Berücksichtigung des eschatologischen Standpunktes. Schon allein in den Biopsien bzw. den „prophylaktischen" Gewebsentnahmen widerspricht sich diese Theorie der herkömmlichen Medizin offensichtlich: Sie versichert uns z. B., daß bereits ein Virus, ein Bakterium oder eine infizierte Zelle Ursache für eine allgemeine Infektion, für Krankheit und Tod sein kann, und behauptet auf der anderen Seite, daß die Entnahme eines kleinen Gewebsstückes zum Zwecke der Untersuchung oder etwa die Resektion eines ganzen Ganglienastes nicht die Gefahr mit sich bringe, bösartige Zellelemente zu befreien und in Umlauf zu bringen, oder daß diese sich in einiger Entfernung wieder einnisten bzw. die Krankheit generalisieren und Metastasen bilden könnten. An solchen antiethischen Vorgehensweisen krankt die alte Medizin. Und trotz vielfacher solcher Überlegungen und Einwände, die auch schon unendlich oft von den großen Lehrern dieser Medizin wiederholt wurden, fährt der Schulmediziner fort, die Natur zu verstümmeln, zu beschneiden und zu unterdrücken, und die Vis Medicatrix Naturae mit Füßen zu treten, die er doch als hippokratischen Eid für jegliche medizinische Maßnahme mit auf den Weg bekam. Was erwartet Eltern bzw. was können sie erwarten, wenn sie ein eindeutig geistig oder körperlich behindertes Kind zeugten, und diese Ärzte darauf bestehen, ein solches Kind über Stunden, Tage, Monate oder Jahre mit künstlichen Klappen, Dauersonden, künstlichen Herzen, Lungen oder Nieren „nicht-leben" zu lassen. Vor allem aber: was ist mit den Gefühlen dieser Eltern, die voller offener oder heimlicher Ablehnung und Ressentiments gegenüber ihrem Schicksal und zwangsläufig mit Neid, Rache und Zerstörungswünschen erfüllt sind? Durch diese Erfahrungen werden jene Ärzte notwendigerweise in ihrem gedanklichen Konzept mit tausend verbitterten und überstürzten Einwänden konfrontiert. Aber abgesehen davon, daß ihnen gezeigt werden muß, daß es viele verantwortungsvolle Denker gibt, die mit dem oben genannten übereinstimmen, möchte ich, daß diese Ärzte — bevor sie sich von blinder Leidenschaft, die nichts mit Wissenschaft zu tun hat, hinreißen lassen — gewissenhaft und ausführlich prüfen, ob es wirklich unerschütterliche Argumente gibt, die ihr vermessenes Vorgehen rechtfertigen, oder ob sie — was leichter beweisbar ist — nur automatisch dem Vorbild oder den Aufforderungen ihrer Lehrer folgend, ihren Ambitionen nach ökonomischen Vorteilen, Stellung, Ruf und Machtausübung freien Lauf lassen.

Wir alle sind — wie gesagt — in unserem Unterbewußtsein von der Syphilis als destruktiver Neigung in mehr oder weniger starkem Grad bestimmt, und müssen zu erkennen versuchen, inwieweit diese uns in unserer therapeutischen Praxis beeinflußt. So ist es zum Beispiel interessant, zu sehen, inwieweit die Syphilis die Entscheidung beeinflußt, den Bauch eines Greises zu öffnen, oder nicht, wenn die Vermutung besteht, daß Neoplasmen die Gallenwege verschließen, oder die Entscheidung, ob eine Lobotomie vorgenommen wird oder nicht, wenn es gilt eine Schizophrenie oder andere starke und unheilbare Psychosen zu „heilen" oder einfach inwieweit sie den Ausschlag bei der Berufswahl der Herzchirurgen oder Neurochirurgen gab, in Anbetracht all der Schicksals-schläge, die er unweigerlich miterleben muß. Wir können tausend weitere Einwände vorbringen, die aber das Menschengeschlecht selbst — wir sprechen nach wie vor in diesem Sinne — vermeiden könnte, wenn es sich von seinen miasmatischen Belastungen befreien könnte.

Wir können in allen Manifestationen bzw. Aktivitäten der Menschen feststellen, daß sie — was die miasmatische Mischung anbetrifft — von immer bräunlicheren und schwärzlicheren Farben durchdrungen werden. Nehmen wir z. B. den Sport — so wie er in unseren Tagen betrieben wird. Vollkommen entstellt! Ist er doch gedacht als eine not-wendige Kompensation für die unterdrückenden und hemmenden städti-schen Aktivitäten, die den Menschen zunehmend absorbieren und der ihm daher als für Geist und Körper notwendigen Ausgleich erscheint . . . Wegen der Miasmen aber, die uns alle prägen, wird auch dies Unterfan-gen zur größten und totalen Perversion. So geschieht es in unseren Tagen — wie wir alle wissen — daß ein Fußballspieler Millionen Dollar „wert" und „käuflich" ist wie eine Ware, obwohl er ein Mann ist, der in seinem Wissen und in seinen Aktivitäten ein wenig beschränkt ist, der aber gut mit einem Ball umzugehen weiß. Dies aber ist Grund genug für viele Geldspekulationen und wird sogar im Sinne unlauterer politischer Absichten eingesetzt. Zuweilen wird er einfach als ein Nationalheld oder Retter der Verherrlichung preisgegeben. Hinter einem Boxer, der seine Überlegenheit in der Schlagkraft seiner Fäuste zu beweisen hat, stehen die Interessen von Mafia, unsauberen Geschäften und des Rassismus. Das gleiche gilt auch für die Erziehungsstätten, bei denen wir einen um-fassenden Niedergang miterleben können, wo unsere Kultur und die Suche nach der Wahrheit durch die Vorherrschaft oder Zuordnung zu „Ideologien" pervertiert wird, die nur nationalen und internationalen, von jedem Humanismus entfernten Interessen dienen.

Auf diese Weise könnte man die Kritik an der heutigen Gesell-schaft, wie wir sie auch in unzähligen soziologischen Fachbüchern und ethnischen Untersuchungen der Umwelt in allen ihren Aspekten, ausgie-big behandelt finden — unendlich ausdehnen.

Lassen Sie uns dieses Kapitel mit einigen Überlegungen, einigen wenigen Worten zum beliebten Thema der Geburtenkontrolle abschlie-ßen. Der Mensch, der mit seiner sykotisch-syphilitischen Anlage am Ende dieses 20. Jahrhunderts, in düster-schmutzig-violetten Farben dasteht, bemüht sich, den Geburtenüberschuß zu verlangsamen, zu bremsen, und wenn möglich, sogar ganz zu stoppen. Das Menschengeschlecht möchte sich am liebsten kastrieren lassen, um sein Brot nicht mit denen teilen zu müssen, die ihm nachfolgen. Es will möglichst schnell alles das verbrauchen, was es mit viel Mühe der Erde entriß. Der Mensch will daher auch weiterhin alles, was diese materielle Welt ihm zu Gefallen anbietet, weiter schlecht verwalten. Er konzentriert sich auf seinen Egoismus und will keine Kinder mehr haben, da er die Nachkommenschaft bis zum Exzeß reduzieren will. Aber selbstverständlich stören ihn erst einmal die Kinder seines Nachbarn oder seines „Freundes", und mit noch viel mehr Berechtigung die seines Dienstmädchens. So denkt er schließlich, daß alle übrigen Menschen niedriger sind bzw. es weniger wert sind zu leben als er und die seinigen. Dieses Denken verbreitet sich zwangsläufig und vergrößert im Unterbewußtsein — zusammen mit dem violenten Versuch, dem anderen seine Meinung aufzuzwingen — die Möglichkeit gegenseitiger Zerstörung.

Der Mensch müßte seinen Blick wieder der Natur selbst zuwenden. Aus biologischer Sicht war es seine Ursünde, sich von der Natur zu entfremden. So wie die Spermatozyten den Gesetzen oder biologischen Vorgängen der Auslese, über die noch viel Zweifel oder Unkenntnis besteht, unterliegen, so daß von Abertausenden die produziert werden, nur einer das Ovulum befruchtet, genauso liest die Natur aus bzw. stattet jedes Wesen mit anderen Möglichkeiten aus, die es ihm entweder erlauben oder verweigern zu leben. Insgesamt können wir in dieser generellen Vorgehensweise der Natur keine Fehler erkennen. An dieser Stelle möchten wir nachdrücklich auf die unbekannten Auswirkungen der Impfungen hinweisen, deren überdauernder Nutzen für die Menschheit sehr in Frage steht und fast negiert werden kann.

Der Mensch müßte sich als intelligentes Wesen den Regeln des Universums unterwerfen und müßte akzeptieren, daß in der Natur jedes Individuum und das ganze, in jedem Menschen vorhandene Potential adäquat stimuliert wird, um ihm auf diese Weise zu helfen, sich von seinen Gebrechen zu befreien und sich in die vollständige Normalität wiedereinzugliedern bzw. ihn würdig sterben zu lassen, wenn dieses Potential nicht ausreicht, ihn am Leben zu erhalten; dies aber bei voller Integrität aller seiner Qualitäten. Die wahre Medizin wird dafür kämpfen, aus jedem Individuum einen Prototyp zu machen und nicht etwa ein klägliches Abfallprodukt, das das Menschengeschlecht immer degenerativer und absurder werden läßt.

17. KAPITEL

Synthese der Schlußfolgerungen

1. Jede therapeutische Maßnahme muß auf der heilenden Kraft der Natur oder Vis Medicatrix Naturae von HIPPOKRATES begründet sein. Die Natur läßt die Krankheiten entstehen, gestaltet und heilt sie. Der wissende Arzt ist lediglich ein zuverlässiger, unterstützender und intelligenter Helfer dieser heilenden Natur.

2. Es ist unerläßlich, das MIASMA grundlegend als die echte chronische Krankheit, als krankmachendes Agens oder krankhaften konstitutionellen Zustand zu verstehen, das unzweifelhaft die verschiedenen Leiden des Menschen im Sinne des Defektes, des Exzesses oder der Perversion als sichtbare Manifestierungen hervorruft — und zwar sowohl in Form von Veränderungen der Organe wie auch in Anomalien der Psyche.

3. Die Verschlimmerungen dieser chronischen Krankheiten müssen als Anstrengungen der organischen Natur verstanden und eingeschätzt werden, die zusammen mit der Stimulierung der Miasmen durch verschiedene Umwelteinflüsse und Begleitumstände ein Symptomkonglomerat bilden. Der Homöotherapeut ist in der Lage, einen großen Teil dieser miasmatischen Belastungen des Individuums wirksam zu beseitigen, indem er das wahre „Simillimum" einsetzt, das ganz exakt der Totalität der Symptome entsprechen muß, die wiederum durch die Manifestierungen des vorherrschenden Miasmas geprägt ist.

18. KAPITEL

Vorgehensweisen bei der praktischen Anwendung der Miasmalehre HAHNEMANNs

Man kann die Schlußfolgerung ziehen, daß die Homöopathie ganz allgemein nicht nur ein neues Therapiesystem oder eine alternative Heilmethode ist, sondern daß sie eine umfassende Lebensweise darstellt, die ganz spezielle Verhaltensweisen und eine bestimmte Lebensauffassung beinhaltet. Für einen wahren HOMÖOPATHEN ist es erforderlich, sich einer entsprechenden Veränderung zu unterziehen. Dieser Wandel muß schon bei ganz grundlegenden Kriterien beginnen. So ist es wichtig, eine unterschiedliche Lebensauffassung gegenüber der gängigen anzunehmen und zu akzeptieren, daß es die natürliche Aufgabe dieser Existenz ist, Leben zu erzeugen und diese Vorstellungen unseren Nächsten nahezubringen, und zwar nicht nur denjenigen, die zu unserer unmittelbaren Umgebung gehören, sondern auch der **gesamten Menschheit**, deren Spiegelbild wir sind. Wir sind schon immer, seit dem Urbeginn unserer Existenz, gleichzeitig Individuen und Teile eines Ganzen und abhängig von der Natur, wie auch von deren Ursprung. Dabei wurde dieser Begriff des Urbeginns bisher immer nur ambivalent behandelt, so daß seine Definition im Nebel vieler Hypothesen verblieb. Die Anwendung der homöopathischen Miasmalehre darf sich daher nicht nur auf das Individuum beschränken, sondern muß auf jeden Fall auf die Gesamtgesellschaft und die ganze Spezies ausgedehnt werden.

Vorgehensweisen

1. Wenn wir einem Kranken gegenüberstehen, so ist unsere **Identifikation mit ihm** unser Hauptziel, das heißt, daß wir seinen Seinszustand, der ihm Beschwerden bereitet, als einen Teil unserer eigenen Existenz betrachten, als einen Zustand, in den wir auch gelangen könnten, bzw. als eine Lebensweise, die wir eines Tages auch annehmen könnten, wenn auf uns ähnliche Umstände einwirken würden, wie es bei unserem Patienten der Fall ist. Daher ist der Kranke in dem Moment, in dem er uns konsultiert und wir uns ihm zuwenden, wirklich der Mensch, der uns am nächsten steht, dem wir uns pflichtgemäß nähern müssen, indem wir ihn als einen Teil von uns betrachten. Nur so werden wir echte Einfühlung erreichen, was gegenseitiges Aufeinandereingehen bzw. emotionelles Verständnis oder die Konzentration aufeinander ermöglicht.

2. Bei der Erforschung der Anomalien unseres Patienten müssen wir folgendes beachten und erfassen:

a) Die Veränderung, die er selbst bemerkt hat und die er uns als Erscheinungsform seines Leidens schildert.

b) Die Störungen, die vorliegen, ohne daß er sich ihrer bewußt ist, die er aber mit Hilfe des Arztes erkennen und definieren kann.

c) Die Abweichungen und Besonderheiten, die der Arzt aus den Äußerungen oder der Haltung des Patienten mit Gewißheit ableiten kann.

Diese Aufzählung scheint die „Totalität der Symptome" darzustellen, in Wirklichkeit ist dies aber nicht der Fall.

Von diesem aufgezeichneten Gefüge von Symptomen und Krankheitszeichen muß diejenige Gruppe abgeteilt werden, die den gegenwärtigen Lebensmoment einfängt, eine Bestandsaufnahme seines augenblicklichen Seins. Lassen Sie uns — um dies besser verständlich zu machen — den Vergleich mit einer multidimensionalen Photographie anstellen, die, — diesen Anspruch erhebt auch die kubistische Malerei — alle Facetten eines Gegenstandes oder das ganze Wesen einer Person festzuhalten in der Lage ist. Wenn eine solche Fotografie auch die Person äußerst genau beschreiben würde, würde sie diese doch nie in ihrer wirklichen Gesamtheit erfassen können. Eine zweite, an einem anderen Tag unter ähnlichen Bedingungen aber anderen Lebensumständen der Person, mit einer anderen Kamera aufgenommene Fotografie, würde der ersten ebensowenig gleichen, wie zwei Gemälde von der gleichen Landschaft, die von zwei Malern mit der gleichen Technik gemalt würden.

Um aber die wirkliche symptomatische Totalität zu erfassen, dehnen wir unser Vorgehen auf weitere Gebiete aus:

a) Auf die Vorgeschichte, die eindeutige Verbindungen zum heutigen Syndrom oder zur aktuellen Pathologie aufzeigt.

b) Schließlich müssen wir mit der größten Genauigkeit, indem wir uns auch auf unsere allgemeinen Kenntnisse vom **menschlichen Sein** sowie auf die Gesamtverfassung der **Person** des Patienten stützen, all diejenigen Veranlagungen ableiten, die umweltbedingt sind und die sich aus seinem Temperament und seiner **Konstitution** ergeben und zwangsläufig die anomale Entwicklung bzw. die momentane Existenz dieser kranken Person mitverursachen (Par. 84 bis 99 des Organon).

Ähnlich arbeitet auch der gute Chirurg. Er benötigt zunächst einmal ein umfassendes Wissen über allgemeine Anatomie, um dann jeweils sein Wissen über die spezielle Region aufzufrischen, in der er einen Eingriff vornehmen soll. Danach wird er sowohl den speziellen individuellen Zustand dieses Bereiches untersuchen, als auch die Zusammenhänge, die er zwischen der Anomalie der erkrankten Region und den angrenzenden bzw. zugehörigen Organen und Geweben erkennen kann. Letztendlich muß er allgemeine mögliche Rückwirkungen seines Agierens ableiten und vorhersehen können. Wenn er dies nicht tut, ist er vielleicht ein guter „Operateur", aber niemals ein echter Chirurg. Dasselbe gilt für uns, wenn wir uns damit zufrieden geben, ein Medikament zu finden, welches die ähnlichen Symptome abdeckt, ohne daß wir sie entsprechend hierarchisiert oder die Vorgeschichte einbezogen haben bzw. hierbei ganz besonders auf deren Auswirkungen auf das aktuelle Leiden geachtet haben. Auf diese Weise werden wir zu bloßen „Symptom-Wegputzern" (diesen sehr treffenden Ausdruck benutzen unsere Kollegen aus Venezuela), aber niemals zu echten homöopathischen Ärzten.

3. Die nächste Tiefenschärfe die wir einstellen müssen, richtet sich auf die prädisponierenden Faktoren im Kranken selbst und die Art und Weise, wie dieser auf ihren Einfluß reagiert. Wir werden mit Hilfe der Analyse seiner Biopathographie die Reaktionen seiner konstitutionellen Pathologie auf die vielfachen Umweltreize studieren müssen. Das genau bedeuten die MIASMEN im Sinne des Defektes, des Exzesses oder der Perversion und deren Mischformen.

Die Psora — charakterisiert durch den Defekt — erkennen wir an der Hemmung des Individuums auf vielfache Weise: an Mangelzuständen, an der Schwäche, am Minderwertigkeitsgefühl, dem Kältegefühl und all dem, was den Menschen in seinen Ausdrucksmöglichkeiten reduziert. Ihre Zeichen und Symptome haben in ihrer symbolischen Darstellung durch Farben eine bläuliche Tönung.

Die Sykosis wird durch die Ausuferung repräsentiert und beinhaltet Überstürzung, Extroversion, Übertreibung und anomales Übermaß sowohl hinsichtlich der Häufigkeit wie der Dimension, Intensität und der sie begleitenden Instabilität. Hierzu gehört alles, was dazu neigt, menschliche Lebensfunktionen ausufern zu lassen: Die Hyperfunktion und Hypertrophie. Es ist das gelbliche unter den Miasmen.

Die Syphilis ist durch Degeneration charakterisiert, Rückzug, was Zurückweisung gleichkommt, dazu Zerstörung sowohl der Organe wie auch von Geist und Gemüt in Form von Egentropie, funktioneller Perversität, Spasmus, Geschwüren, Gewebsdegenerationen sowie verzehrende Leidenschaften, Mord und Aggression. Diesem Miasma entspricht die rote Farbe des Blutes und des alles verschlingenden Feuers.

Selbstverständlich werden wir nur sehr wenige Symptome finden, die die Grundfarben in völliger Reinheit wiedergeben. Wir müssen uns sehr gut einprägen, daß sich der größte Teil der Symptome in unzähligen, farblich unreinen Tönungen der miasmatischen Belastungen, also in tausend verschiedenen Mischfarben präsentiert. Ähnlich kennen wir es von den Landschaften unserer näheren Umgebung, in denen wir so manches unharmonische Panorama erblicken. Sie sind um so grauer, je mehr sie sich von der Natur und der Mittagssonne entfernen.

Wir stoßen ebenfalls auf jene Symptome, die Folgeerscheinungen verschiedensten Therapiemißbrauchs sind und oftmals wahre Pseudomiasmen bilden. Diese Symptome fordern ihre Behandlung wie ein künstliches nosologisches Bild, das wir mit dem Medikament oder mit der Medikamentensequenz, die diesen Symptomen entsprechen, antidotieren oder neutralisieren bzw. — wenn sie nicht dominant sind — einfach übersehen müssen.

So erhalten wir zusammen mit dem vorher Erwähnten das folgende Resultat:

1. Das Erkennen der individuellen Einheit, die dieser Mensch in gesundem Zustand darstellt aufgrund der Wahrnehmung der dauerhaftesten und repräsentativsten Merkmale des Individuums.
2. Die Krankheiten oder Deformationen, an denen das Individuum leidet.

Hierzu gehören:

a) Leiden, die es im latent miasmatischen Zustand einigermaßen kompensieren kann.
b) Diejenigen Krankheiten, durch die es eine Anomalie bekam, die ihm das Leiden zu Bewußtsein brachten bzw. eine miasmatische Aktivierung auslösten.
c) Syndrome oder Leiden, die nur Nebenerscheinungen in Folge von Unterdrückung tiefer sitzender Übel sind.

4. Auf diese Weise gelangen wir zu einem echten, integrativen Verständnis des **Individuums als leidenden Menschen und unserem Nächsten**. Wir können seine Individualität und sein innerstes Wesen

erfassen, das sich aufgrund der miasmatischen Belastung zwangsläufig in einer Krankheit äußern muß, wodurch ihm ein realistisches Verständnis der Dinge verwehrt ist, was ihn an der vollständigen Entfaltung seiner Möglichkeiten hindert und statt dessen in ihm krankhafte Gefühle über sich selbst und seine Umwelt auslöst. Hierdurch werden ihm — je nach dem Umfang seiner miasmatischen Schädigungen — ein deformierter Lebensverlauf und eine verzerrte Aktualität aufgezwungen.

Selbst in den größten Werken, den Höhepunkten menschlicher Expression, sind Ungereimtheiten oder Fehler vorhanden, das heißt auch da treten die Farben der Miasmen ans Tageslicht. Die Werke des Menschen werden sich in dem Maße der Perfektion annähern, in dem er selbst seine miasmatische Belastung aufheben kann. Je prädominanter seine miasmatischen Veränderungen sind, um so nachteiliger werden die Auswirkungen für die Entwicklung der Menschheit sein. Die überdauernde Gültigkeit seiner herausragenden Aktivitäten wird um so deutlicher zum Tragen kommen, je mehr sich die Menschen der jeweiligen miasmatischen Gruppe ähneln: Der prädominant psorische Mensch wird viel besser von prädominant psorischen Menschen verstanden werden. Das gleiche geschieht, wenn die Psora in dem Grad, in dem sie vorhanden ist, auf die Psora eines Führers oder eines herausragenden Individuums einwirkt und diese anregt oder eindämmt. Genauso wird der Sykotiker mit seinen Eigenheiten von den Sykotikern oder der Sykosis der Menschheit im geeigneten Augenblick akzeptiert und verstanden werden. Der prädominante Syphilitiker wird sein Pendant unter den ihm Ähnlichen finden müssen, die von einer gehörigen Portion des destruktiven Miasmas — von dem wir alle unser Päckchen mit uns tragen — geprägt sind. So gestaltet sich die Resonanz auf die krankhaften Veränderungen seiner Ausdrucksformen.

5. Mit all diesen sehr einleuchtenden Ergebnissen über das menschliche Sein führen wir eine Gesellschaftsanalyse durch, und zwar sowohl der Epoche in welcher wir uns bewegen, wie auch der verschiedenen Etappen, die die Menschheit schon hinter sich gelassen hat. Von diesem wiederum müssen wir mit Klarheit und Gewißheit ableiten können, was das **kollektive Miasma** ausmacht, das in den verschiedensten menschlichen Gruppierungen, sowohl in kleineren Gemeinschaften bis hin zu ganzen Nationen, in ihren Regierungen, Philosophien, ihrer Politik und all den Erfahrungen des Kollektivs ein bestimmtes Element ist.

Die Geschichte, die der Mensch schreibt, ist das Produkt der Biopathographie einiger seiner wichtigsten Vertreter, die zweifellos bis in ihr tiefstes Inneres von ihrer miasmatischen Prädisposition durchdrungen ist (in gleicher Weise, wie sich auch die Wirkungsweise der Mikroben im Verhältnis zur diesbezüglichen Prädisposition des Individuums darstellt).

6. Der Homöopath muß ein echter Arzt sein, und der wahre Arzt muß ein Denker sein, der die wirkliche Transzendenz jeder therapeutischen Handlung begreift. Diese darf sich niemals auf die Linderung des Leidens eines Individuums beschränken, sondern muß bis zur Erlangung der ursprünglich eigenen Ausdrucksfähigkeiten des Patienten, bis zu dessen integrierten Wiederherstellung, fortgeführt werden, wobei er — soweit es irgend möglich ist — von seiner miasmatischen Belastung befreit werden muß. Anders zu handeln, wäre ein Vergehen gegen die Menschheit.

7. Ein Faden oder ein Wollknäuel dient uns symbolisch zur Darstellung der miasmatischen Pathologie, die wir uns natürlich als eine ganze Reihe von Fäden oder Garnen vorstellen müssen, die sich in vielen Jahren angesammelt haben. Dazu gehört sowohl die schon von den Erzeugern vererbte miasmatische Anlage, die dem neuen Lebewesen den Stempel seiner Diathese aufdrückt, als auch die, in den verschiedenen Lebensetappen der Person erhaltenen miasmatischen Belastungen. Wir werden im Menschen als Gattungswesen oder in der menschlichen Spezies, im Individuum oder in unserem Kranken im besonderen, als Kern immer das Garn oder die Fäden der Psora finden und feststellen, daß sie von blauer Farbtönung sind, da blau die Grundfarbe der Psora ist. Daher weist der Meister auch mit vollem Recht darauf hin, daß bei jeder wirklich chronischen Krankheit die therapeutische Maßnahme letztlich an der Psora ausgerichtet sein muß, um eine echte Heilung zu erreichen.

Die adäquate Verschreibung eines Heilmittels rollt die Fäden des Wollknäuels, dem Heilgesetz oder dem hering'schen Gesetz genauestens folgend, ab. Was das ähnlichste Heilmittel bzw. das Simillimum angeht, lassen Sie uns festhalten, daß dies der adäquateste Reiz ist, um eine Veränderung zu erreichen, die dem aktuellen Seinszustand unseres Kranken voll und ganz gerecht wird. Dies ist ein Wandel, der aufgrund einer Trennung zur Verschiedenheit und dadurch auf seinen normalen Weg führt. Die Heilkraft der Natur wird durch die miasmatischen Belastungen zwangsweise zum Stillstand gebracht. Auf diese Weise hat sich ein Lebenszustand entwickelt, der sich in einem pathologischen Status quo befindet. Die Heilkraft wird dann relativ freigesetzt, wenn der Dynamismus des konstitutionellen Medikaments das Individuum entsprechend dessen Konstitution, äußerlich unwahrnehmbar, eine bestimmte Zeit lang beherrscht. Während der Dauer der Wirkung des Arzneimittels wird zwar ebenfalls ein anomaler Zustand geschaffen, dieser ist aber demjenigen sehr ähnlich, in welchem das Individuum von Natur aus wäre. Mit seiner Wirkung distanziert die Arznei das Individuum von seiner miasmatischen Belastung und erlaubt der Lebenskraft je nach der Potenz der Arznei ihre Arbeit und berichtigende Wirkung zu entfalten. Ein leicht verständliches Beispiel dafür ist die Vorgehensweise des Psychoanalytikers bei der Behandlung einer Übertragungsneurose. Er hebt die anomale Situation der Projektionen und Fixierungen des Kranken aus dessen Unterbewußtsein und überträgt sie mittels dieser künstlichen Wiederbelebung in der Analogie auf sich selbst. Am Ende seiner Arbeit muß sich der Analytiker wiederum selbst von dieser seiner Rolle lösen. Ebenso schafft das homöopathische Medikament am Ende seiner eigenen Wirkung Raum für die Freisetzung der heilenden Kräfte der Natur.

Wir können diesen Gedanken auch — auf die gesamte Menschheit angewandt — in der Soziologie wiederfinden: Wenn z. B. eine Ideologie in ihrer praktischen Umsetzung versagt oder sich als irrig erweist, provoziert sie die Revolution. Die Revolution ist also keine Revolte als solche, sondern der Widerstand gegen Vorgehensweisen, die dem allgemeinen Wohl entgegenwirken. Bekanntlich existieren aber in der Natur keine solchen Gegensätzlichkeiten, sondern lediglich gegen die Natur gerichtete Gegensätze. Daher treten kluge Männer und Führer niemals für eine Revolution im wörtlichen Sinne ein, da sie wissen, daß Revolutionen auf jedwedem Gebiet zerstörerisch sind und zur Etablierung ähnlicher Vorgänge führen, die letztendlich genauso in den Exzeß münden. Sie werden immer nur die Veränderung innerhalb des Geeigneten und Analogen verfechten. Deshalb strebte PLATON eine Regierung von Philosophen an. GANDHI kämpfte intensiv um Veränderungen im Sinne einer graduellen Verbesserung der Lage seines Volkes und dessen Rettung. MADERO, der Apostel der mexikanischen Revolution, wollte zu Anfang gar keine Revolution, da er fürchtete, daß durch eine solche neue Irrtümer begangen werden könnten. Er trat vielmehr für eine Veränderung ein, das heißt für eine homöopathische Lösung, die stufenweise auf den Weg der Gesundung führen sollte.

8. Wenn wir unsere integrierte homöopathische und klinische Untersuchung abgeschlossen haben, liegen uns **wohldefinierte, nachgewiesene und hierarchisierte** Symptome vor, die die gesamte Anomalie des Kranken beinhalten; HAHNEMANN drückt das folgendermaßen aus: „Das was an jedem einzelnen Krankheitsfalle insbesondere zu heilen ist" (Paragraph 3).

a) In akuten Fällen sind diejenigen Symptome, die den Kranken am meisten beunruhigen oder ihm am meisten Angst bereiten, nicht immer auch die wichtigsten, zumindest nicht die einzigen von größerer Bedeutung. Die Hauptsymptome sind die eigentümlichsten und charakteristischsten Phänomene des Kranken, nicht des Syndroms. Wenn wir nur auf die auffälligsten Symptome eingehen, unterdrücken wir anstatt zu heilen (Paragraph 152).

b) Wenn man im akuten Falle trotz einer Verschreibung, die den eigentümlichsten und charakteristischsten Symptomen des Kranken entspricht, keine heilende Reaktion erreicht, suche man das **Reaktionsmittel**, das auf die Anomalien einwirkt, die noch von früher vorhanden und wirksam sind. Dies muß aber ebenfalls von miasmatischer bzw. konstitutioneller Beschaffenheit sein, und wird uns schließlich zum „Grundheilmittel" oder zu einer tiefergehenden Wirkung führen.

Wenn wir in den chronischen Fällen schließlich die Totalität der Symptome gefunden haben, liegt uns das Erscheinungsbild des dominanten Miasmas vor. Das Simillimum muß die Symptome oder den Teil der Symptome, die zum Hauptmiasma gehören, abdecken und eliminieren. Die Symptomgruppe oder Teile der Symptome oder Veränderungen, die übrig bleiben, gehören zu dem folgenden nächsten Miasma nach der Rangordnung. Diese formen, sobald die Medikamentenwirkung der ersten Indikation aufgehört hat, das neue Symptombild, was wiederum eine neue Verschreibung erforderlich macht. Da wir gerade über neue Verschreibungen sprechen: Wir müssen darauf achten, dem Medikament immer die notwendige Zeit zu geben, damit es seine Wirkung umfassend und vollständig entfalten kann.

9. Die erste Verschreibung muß das „Jetzt" des Patienten abdek-

ken. Die Dosis muß in einer adäquaten Potenz verabreicht werden, um folgenden Punkten gerecht zu werden:
a) Der Chronizität und Tiefe des Leidens.
b) Der genau eingeschätzten Reichweite der Heilungsmöglichkeiten der Dysfunktionen und der Beseitigung der Läsionen.
c) Dem genau eingeschätzten Leistungsvermögen der Lebenskraft des Kranken.
d) Der Natur des Heilmittels.

Die miasmatische Belastung mittels Gebrauch von Hochpotenzen eliminieren zu wollen, wäre z. B. in den folgenden Fällen ungeeignet:
a) In prekären Umständen des Kranken.
b) Bei Unsicherheit hinsichtlich der vollständigen Ähnlichkeit.
c) Bei der Suche nach einer Palliativwirkung, die das Symptombild nur teilweise abdeckt (in verschiedenen Fällen von Unheilbarkeit).
d) Wenn man sieht, daß die miasmatische Anlage des Kranken — wenn man sie erkannt hat — nicht den Symptomen des ausgewählten Heilmittels entspricht.

10. Die allgemeine Symptomatologie, das heißt die gut beobachtete und gründlich eingeschätzte Totalität der Symptome, wird uns vor jene Reihe von übereinandergeschichteten „Kappen" der Pathologie führen, die wir immer mit einer langdauernden Behandlung abtragen müssen. Wenn wir zu dem Vergleich mit dem Wollknäuel zurückkehren, so bedeutet das, daß eine Fadenschicht, das heißt eine Verkettung von Symptomen mit einer klar erkennbaren Farbtönung immer andere darunterliegende Schichten oder Fadenteile durchscheinen läßt, die dann deutlich zutage treten, wenn wir die jeweils darüberliegende Schicht abgespult haben (KENT).

Mit der Totalität der Symptome ist nicht die zahlenmäßige Totalität gemeint, sondern die mit dem dominanten Miasma zusammenfallende und daher echte und brauchbare Gesamtheit der Symptome. Sie ist deshalb echt, weil sie — wie wir schon oft wiederholten — den zu beachtenden momentanen Zustand des zu betreuenden Kranken umfaßt, und brauchbar deshalb, weil diese Symptomgruppe uns auf das wahre Simillimum hinweist.

Die biopathographische Vorgeschichte, die sich in den verschiedenen Farbtönungen der Symptome wiederspiegelt und die man im Untergrund unterscheiden kann, erlaubt uns:

1. Umfassend zu verstehen, wie die Pathologie des Kranken entstand, und wie sie sich entwickelte.
2. Wenn wir voraussetzen, daß den meisten Krankheiten als Ursache ein Konflikt in der Psyche des Individuums zugrundeliegt, — die adäquate Psychotherapie zu planen — natürlich nur, wenn wir in der Lage sind, diese durchzuführen, — um sie entsprechend der verschiedenen Etappen, die wir in der Heilung des Kranken verfolgen, einzusetzen, was auch die mögliche Verordnung weiterer Heilmittel einschließt, die wir später verschreiben müssen.

Hier muß sich der Arzt hüten, aufgrund von bestimmten Verhaltensweisen, die man vielleicht sehr begründet ableitet oder deutet, zu verordnen, wenn er die Symptome definiert, die der Kranke nicht selbst genau erkennt oder bestätigt. So kann z. B. eine Patientin eine Abneigung gegen ihren Ehemann haben, was ein sehr genaues psychisches Symptom darstellt und daher von großer Wichtigkeit ist. Aus ihrer Biopathographie erfährt man dann, daß sie ihre Mutter sehr liebte und daß ihr Vater diese schlecht behandelt hat. Man könnte nun ableiten, daß eine gewisse Ablehnung des Vaters besteht ... Das einzig gültige Symptom ist hier das erstgenannte, es sei denn, die Patientin bestätigt die reelle Existenz des oben genannten Ressentiments. Genauso ist es — allerdings im umgekehrten Sinne —, wenn man versucht, ein Symptom, das uns als das zwangsläufige Resultat bestimmter widriger Bedingungen erscheint, das im Grunde nicht durch ein Medikament beseitigt werden sollte, medikamentös zu eliminieren. Dies geschah z. B. im Fall einer Frau aus der Provinz, die Furcht hatte, die Straßen einer großen Stadt zu überqueren. Dieses Symptom verschwand nach der Verordnung und Einnahme von Aconitum (Fall von Dr. Flores T.).

Wir wollen an dieser Stelle daran erinnern, daß
a) die Deformierung der natürlichen Symptombilder durch Unterdrückungstherapien, und die Symptomzuschläge, die wir der enantiopathischen, der allopathischen oder auch pseudohomöopathischen Intervention verdanken, miasmatisch unechte Krankheitsverläufe vortäuschen können (Paragraph 201—203), und daß wir
b) genügend Zeit und geeignete Medikamente benötigen, um das wahre Erscheinungsbild des Miasmas freizulegen.

11. Unsere abschließenden Betrachtungen folgen den tiefen Gedankengängen HAHNEMANNs sowie denen von KENT, ALLEN, H. G. PEREZ, PASCHERO und anderen Denkern der Homöopathie. Hierzu zählen wir auch die von CARREL, JUNG, STECKEL und vieler anderer, die in der Medizin Anwendung finden, Gedanken von onthologischem Weitblick, in denen ein Ziel oder eine Determination für den Menschen erkannt wird. Was wir schon auf den ersten Seiten empfahlen und worauf wir an dieser Stelle nochmals bestehen, ist, zu berücksichtigen, daß unser Standpunkt nicht genau der Bedeutung und Anwendung entspricht, die diesen Begriffen in der Philosophie zugeschrieben wird.

Wir erkennen einfach, daß der Mensch bei genauer und tiefer Beobachtung sowohl seines heutigen Seins als auch der überdauernden Spuren, die er auf seiner Erdenwanderung hinterließ, eine in seinem Wesen begründete Tendenz enthüllt, sich auf ganz bestimmte Weise zu verwirklichen. Diese Art und Weise sein Leben zu gestalten, steigt aus seinem Unbewußten auf und gelangt — parallel zu seiner physischen und vor allem kognitiven Entwicklung — über sein Unterbewußtsein letztlich in sein Bewußtsein. Wenn es ihm gelingt, in vollständiger Übereinstimmung mit dieser Tendenz seines innersten Wesens zu wirken, wird er weitestgehend Verwirklichung erreichen. Mit anderen Worten: „Es würde dem höheren Ziel seines Daseins dienen" (Paragraph 9 des Organon). Die Miasmen meinen nun all das, was sich über das Wesentliche des Seins ausgebreitet hat und auf negative Umwelteinflüsse und andere ungute Einwirkungen zurückzuführen ist. Dieser Zustand stellt die nichtauthentische Persönlichkeit dar, das heißt eine Persönlichkeit, die nicht bis in die letzte Tiefe mit ihrem eigenen innersten Wesen übereinstimmt. All das umfaßt eine tiefgehende Analyse der miasmatischen Belastungen, die sich im Laufe der Zeit dauerhaft in der Umgebung des menschlichen Ichs festgesetzt haben und ihm feindlich gesinnt sind. Wenn es dem Menschen bzw. seinem Ich gelingt, diese, ihm entgegenwirkenden, ihn einengenden Hüllen oder Miasmen zu überwinden, wird er zu seinen wirklichen Seinsmöglichkeiten gelangen.

12. Das homöopathische Medikament oder das wahre Simillimum wird — wenn es, eines nach dem anderen, im Laufe der Zeit verabreicht wird — die Befreiung des menschlichen Wesens erreichen, um es wieder in die Homöostase oder Harmonie mit allem und sich selbst zu integrie-

ren. Das heißt, es stimuliert und treibt es zu seiner persönlichen Vervoll-kommnung.

Die Homöopathie ist daher — gemeinsam mit der, die Kreatur erhaltenden Natur — **die einzige Medizin des Menschen**. Höchstes Ziel des wahren Arztes ist die Wiedervereinigung des menschlichen Seins und seiner Gesundheit, was seelische und körperliche Ausgeglichenheit und Stabilität des Individuums bedeutet. Auf die ganze Menschheit bezogen ist dies die Verwirklichung der Menschlichkeit und der Ewigkeit.

Literatur

ABBAGNANO, N.: Diccionario de Filosofía. Edit. Fondo de Cultura Económica. México 1966.

ALLEN, T. F.: The Encyclopedia of Pure Materia Médica. Jain Publish. New Dehli 1874, reimpresión.

ARREDONDO, M. B.: Historia Universal. Imp. Larios. México 1974.

ALLEN, H. C.: Materia Médica de los Nosodes. Imp. Hugeet-Bosh. Barcelona 1910.

BLANQUEZ, F. A.: Dicc. Latino-español. Edit. Sopena, Barcelona 1974.

BERGSON, H.: Obras Escogidas. Edit. Aguilar 1963.

CLARKE, A.: Diccionary of Practical Mat. Méd. Homeop. Publsh. London 1955.

CARREL, A.: La Incógnita del Hombre. Edit. Victoria, Montevideo.

DHAWAKE, M. L.: Principles and Practice of Homeopathy. Edit. Karnatak 1967. Diccionario Enciclopédico Salvat 1962.

DURINGE: De L'Homeopathie. Imp. Llop y Santpere. Barcelona 1878.

FAURE, E.: Historia del Arte. Edit. Hermes. Lausana 1966.

FROMM, E.: Psicoanálisis de la Sociedad Contemporánea. Edit. Fondo de Cultura Económica. México 1956.

GALLAVARDIN, J. P.: Phychisme et Homeopathie. Edit. Ternet-Martin, Vienne, Francia 1960.

HAHNEMANN, S.: Traité de Matiere Medicale Homeopathique, Edit. J. B. Bailliere, París.

HAHNEMANN, S.: Materia Médica Pura. Homeop. Publsh. London 1936.

HAHNEMANN, S.: Lesser Writings. Swaran. Publsh. New Delhi. Reimpr. de 1841, París.

HERING: The Guiding Symptoms. B. Jain Publsh. New Delhi. Reimp. de 1876.

HOMMY, T.: Pintismo. Edit. Leda, Barcelona.

JUNG, C.: El Yo y el Subconsciente. Edit. Miracle. Barcelona 1933.

JUNG, C.: El Hombre y sus Símbolos. Edit. Aguilar 1974.

LEONARDI, E.: La Crisis de la Medicina. Edit. Gil. G. Buenos Aires 1941.

LOPEZ Y BENSLEY: Dicc. Inglés-Espanõl. Edit. Garnier. París 1891. Miasmas Memoria I. Asamblea, Homeopatía de México 1964.

KENT, J. T.: New Remedies. Aphorisms and Precepts. Ehrhart & Karl. Chicago 1926.

NASON, A.: Biología. Edit. Limusa-Wiley, México 1970.

O. M. S.: Carta Magna de Salud. Carta Fundamental. UNESCO.

PELLEGRINI, A.: Los Mecanismos de Curación. Edit. Vigía. Buenos Aires 1941.

PEREZ, H. G.: Lógica Psicología y Moral. Imp. Muñoz. México 1921.

RISQUEZ, F.: Conceptos de Psicodinamia. Edit. Monte Avila. Caracas 1975.

ROBERTS, H. A.: Los Miasmas. Imp. Claret. México 1933.

SMALLWOOD Y BRUN: Biología. Edit. Cultura. México 1971.

STEKEL, W.: La Voluntad de Vivir. Edit. Imán. Buenos Aires.

TAINE, H.: Filosofía del Arte. Edit. El Ateneo. Buenos Aires 1951.

TYLER, M.: Curso de Homeopatía. Edit. Homeopatíca Brasileira 1965.

WARREN, C. H.: Diccionario de Psicología. Edit. Fondo de Cultura Ecónomica. México 1966.

WOLFFLIN: Conceptos Fundamentales en la Historia del Arte. Edit. Espasa-Calpe. Madrid 1970.

WORCESTER: Dictionary of the English Language. Lippincott Co. Philadelphia 1880.

Kompakt und handlich:
der Kent jetzt in einem Band

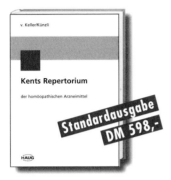

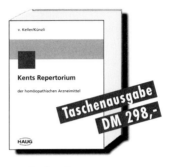

v. Keller/Künzli
Kents Repertorium
der homöopathischen Arzneimittel
14. Auflage 1998. 2072 Seiten,
Einbändige Standardausgabe,
28faches Daumenregister, Festeinband.
DM 598,-/öS 4365,-/sFr 532,-
ISBN 3-7760-1650-7

Die Neuauflage des Standard-
werks der Homöopathie
jetzt kompakt und handlich
in einem Band!

v. Keller/Künzli
Kents Repertorium
der homöopathischen Arzneimittel
1998. Einbändige Taschenausgabe
der 14. Auflage 1998.
2072 Seiten, Festeinband.
DM 298,-/öS 2175,-/sFr 265,-
ISBN 3-7760-1649-3

Karl F. Haug Verlag/Hüthig GmbH
Im Weiher 10, D-69121 Heidelberg
Tel. 0 62 21 / 4 89-5 55, Fax 0 62 21 / 4 89-4 10
Internet: http://www.huethig.de
E-Mail: hvs_buch@huethig.de

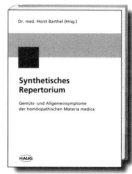